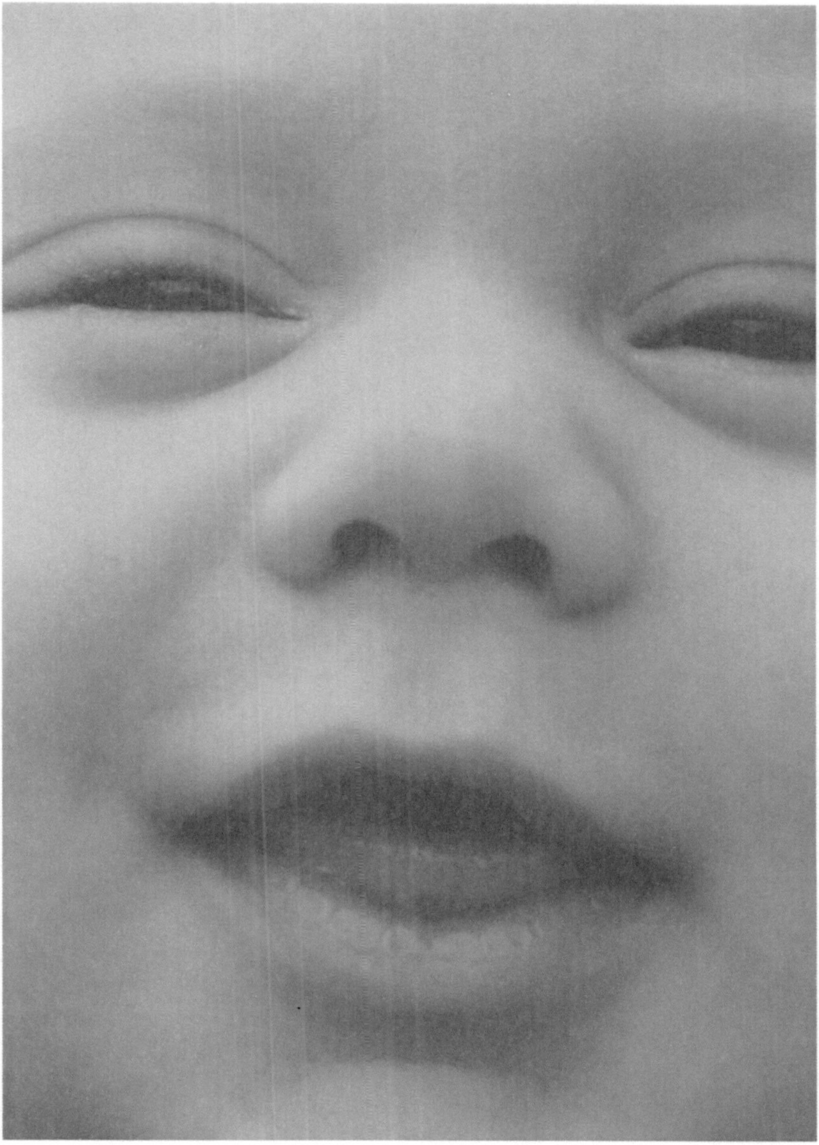

Hausgeburt
und Gebären im Geburtshaus

Erfahrungsberichte von Frauen,
die Mut machen

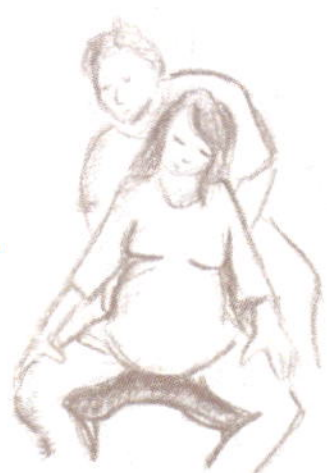

Bildnachweis
Cover: fotolia © id-foto.de
S. 22, 28, 37, 59, 62, 65, 168, 171,
190, 197, 204, 212, 228: Uta Vogt
S. 13, 17, 32, 46, 52, 71, 77,
176, 182, 185, 209: privat
Bilder der Geburtsberichte: privat

Umschlaggestaltung: Sandra Richter
Illustrationen: Benedicte Scannel
Fotografie: Uta Vogt, Martl Jung
Erfahrungsberichte von 23 AutorInnen
ISBN 978-3-00-034609-5
1. Auflage Juni 2011
Druck: www.SOL-Service.de

fidibus Verlag
www.fidibus-verlag.de
Buchvertrieb Tel: 08252 88 14 80
info@fidibus-verlag.de

Before you were conceived
I wanted you
Before you were born
I loved you
Before you were here an hour
I would die for you
This is the miracle of life

Maureen Hawkins, "The Miracle"

Inhalt

"Es ist nicht egal, wie und wo Kinder geboren werden."

Vorwort

Rechtzeitig mitten hinein in die öffentliche Diskussion zur außerklinischen Geburt erscheint das vorliegende Buch. Die Zielsetzung des Buchs ist neuartig: Frauen ermutigen sich gegenseitig zu einer physiologischen, interventionsarmen Geburt in Hebammenverantwortung. Es ist gut und auch dringend erforderlich, dass Mütter ihre unterschiedlichen Erfahrungen zur Verfügung stellen, um werdende Mütter auf gleichem Weg zu ermutigen.

Die Berichte von Frauen, die vor unterschiedlichem Hintergrund ihr Kind aus eigener Kraft gebaren und dabei den außerklinischen Geburtsort bevorzugten, zeigen, dass es vorrangig um ein soziales Geschehen geht und, dass die Geburt eines Kindes kein medizinisches Ereignis ist.

Seit 1970 tragen WissenschaftlerInnen und ForscherInnen umfassendes Wissen darüber zusammen, was Kinder vor und während ihrer Geburt erleben. Darum ist es nicht egal, wie und wo Kinder geboren werden. TherapeutInnen werden mit den Folgen früher Schäden bei Kindern, Jugendlichen und Erwachsenen immer häufiger konfrontiert. Das Märchen wurde abgestreift, Kinder würden von ihrer Zeit vor, während und nach der Geburt nichts merken, sie seien noch zu klein und ihre Sinne seien noch nicht ausreichend entwickelt.

Kinder hören aber bereits ab der Hälfte der Schwangerschaft, sie empfangen mütterliche Hormone, das sind Botenstoffe, welche die Basis der Gefühle darstellen. Sie reagieren auf Vorfreude und Glück genau so wie auf Stress, auf Schockerlebnisse und seelische oder körperliche Belastungen.

Schwangere Frauen, die sich selbstbewusst dem häufig selbst erzeugten Lebensstress entziehen, stellen sie sich dem Trend zu immer mehr Technik entschieden entgegen. Zudem ergeben nationale und internationale Studien an Tausenden Geburten den Befund, dass außerklinische Geburten höchstem Standard einer kompetenten Begleitung entsprechen. Nur etwa 12,5 von Hundert Frauen müssen in die Klinik verlegt werden und nur 4% dieser verlegten Frauen erleben einen Kaiserschnitt (s. Glossar unter „quag“).

Kurzzeitiger Stress schadet keinem Kind. Lang andauernder Stress jedoch, egal wodurch verursacht, durch Unglück, Beziehungs- oder Arbeitsstress oder durch beunruhigende pränataldiagnostische Untersuchungen erreicht auch das Kind mit teilweise erheblichen Folgen. Die sogenannten vorzeitigen Wehen sind in den allermeisten Fällen durch psychosozialen Stress verursacht und ein Notsignal des Kindes für ein unerträgliches „erstes Zuhause“.

Dieses Wissen erreicht offensichtlich nicht die, die daraus lernen könnten und müssten, die geburtsmedizinischen Fachpersonen. Seit vierzig Jahren entwickelte sich völlig ungebremst eine von Technik und Medikamenten beherrschte Geburtsmedizin. Die Grenze zwischen verantwortlicher Schwangerenvorsorge und dem Geschäft mit der Angst ist in den meisten Arztpraxen überschritten. Unnötige Untersuchungen werden verkauft und pränataldiagnostische Untersuchungen - selbst wenn sie mit Risiken für die Gesundheit des Kindes verbunden sind - empfohlen.

Der Verfall einer achtsamen und verantwortbaren Geburtskultur wurde jüngst durch die Geburt eines Kindes im MRT-Gerät auf die Spitze getrieben. Ängste vor Krankheiten und Risiken regieren in die Schwangerschaft hinein und verderben die Vorfreude. Die humane Geburt ist heute ein vernachlässigtes Kulturgut. Sie verkommt, von Angst und Sorgen getrieben mehr und mehr zu einem vermarktbaren Geschäft.

Schwangerschaft wird inzwischen bei 80% der Frauen als medizinisches Risiko gehandelt. Dramatische Zahlen bei Kaiserschnitt- und Frühgeburten in Krankenhäusern mahnen dazu, umzudenken und die Begleitung am Beginn menschlichen Lebens zu korrigieren.

Dieses Buch verdient Beachtung, weil Mütter Schwangere aufklären und Mut machen, der Kraft der Natur, und damit sich selbst zu vertrauen. Sie setzen ein Signal, egal an welchem Ort eine achtsame Geburtsbegleitung durch Hebammen einzufordern.

Schwangere erfahren in diesem Buch etwas über die natürlichen Abläufe einer Geburt, die vollständig auf vegetativen, also unbewussten physiologischen Abläufen basieren. Jeder Eingriff in die Balance des Prozesses gegenseitiger physiologischer Wechselwirkungen zwischen Mutter und Kind kann gravierende Folgen haben. Mutter und Kind brauchen darum bei der Geburt einen sozialen Schutzraum. Die Geburt bedeutet eine gewaltige Herausforderung der Selbstorganisation des kindlichen Organismus. Hierbei ist es von außerordentlicher Wichtigkeit, in die Eigendynamik des Kindes nicht einzugreifen und seine hoch kompliziert wirksamen Eigenkräfte zu unterstützen, um seine bisherige physische Geborgenheit nahtlos in eine psychische und soziale zu überführen.

Hebammen beschreiben sich selbst als Lotsinnen bei diesem höchst individuellen Geschehen, wozu geburtsmedizinische Kenntnisse und Erfahrungswissen gleichermaßen erforderlich sind. Es den Hebammen gegenwärtig so schwer zu machen, ihre Existenz zu gefährden und staatlicherseits nicht sofort für eine ausreichende gesetzliche Basis zu sorgen, zeugt von gesellschaftlicher Torheit, die kaum noch zu überbieten ist.

Dieses Buch verschafft Schwangeren und ihren Partnern einen lebendigen Eindruck von dem, was eine Geburt ist: Die Stunde für das größte Geschenk, welches Mutter Natur für uns bereithält. Darüber hinaus öffnet das Buch die Augen dafür, sich darauf zu besinnen, dass wir der Natur entstammen und aus ihr heraus leben.

Irene Behrmann
Vorsitzende von GreenBirth e.V.

Abdruck von Jonathans Plazenta, gemalt von seiner Mutter Kathrin

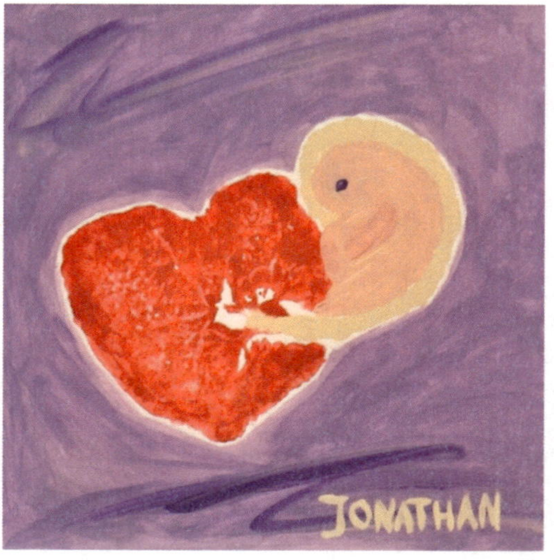

„Wir Mütter und Väter wollen kein Objekt im Getriebe der Geburtsmedizin sein“

Vorwort

23 Frauen und Männer haben bewegende und persönliche Details ihrer außerklinischen Geburten aufgeschrieben Sie wollen damit anderen Familien Mut machen, einen ähnlichen Schritt zu erwägen.

Ich danke den beteiligten Familien für ihre Offenheit und ihr Engagement!

Wir Mütter und Väter wollen kein Objekt im Getriebe der Geburtsmedizin sein, sondern fordern eine menschenwürdige Geburtshilfe. Frauen haben die Kraft, Kinder zu gebären. Sie benötigen nur in Ausnahmesituationen eine achtsame medizinische Unterstützung. Die moderne Medizin sollte Geburten vor allem sicherer machen und Schmerzen lindern, wenn nötig. Leider lösen Krankenhäuser derzeit vor allem Probleme, die sie selbst verursacht haben.

Dadurch entsteht im öffentlichen Bewusstsein der Eindruck, eine Geburt wäre eine blutige und gefährliche Angelegenheit. Wie falsch das ist, zeigen die Berichte und Erfahrungen von 23 Familien.

In den wenigsten Krankenhäusern werden die Empfehlungen der Weltgesundheitsorganisation (s. Glossar „WHO“) zur Geburtshilfe und zum Stillen umgesetzt. Hier werden die Expertise der WHO und damit die Rechte der Frauen auf eine zeitgemäße, möglichst interventionsarme Geburt mit Füßen getreten. Es gibt keine ernsthaften, sachlichen Einwände von Fachleuten gegen diese Empfehlungen. Sie sollten vielmehr der Mindeststandard einer sicheren Geburt sein. Der Forderungskatalog von 1985 wurde in Deutschland bis heute nicht umgesetzt. Mit einer Interventionsrate von etwa 96% bei Geburten in Krankenhäusern (eine Liste sogenannter„invasiver Eingriffe“ findet sich im Anhang) kann eine Frau nicht realistisch davon ausgehen, zu den 4% Gebärenden ohne der „Notwendigkeit“ eines Eingriffs zu gehören. Wie jedoch lässt sich einer fremdbestimmten Geburt vorbeugen?

Frauen brauchen eine Wahlfreiheit des Geburtsortes. Vielen erscheint ein Krankenhaus schon lange nicht mehr als der sicherste und würdevollste Ort für die Geburt ihres Kindes.

Vieles spricht für eine außerklinische Geburt. Jedoch ist es in den meisten Orten Deutschlands bereits unmöglich, zwischen verschiedenen außerklinischen Möglichkeiten zu wählen. Hebammen kämpfen ums wirtschaftliche Überleben.

Es bleibt die Hoffnung, dass eine Geburt wieder als ein Fest gesehen werden kann, das gefeiert werden will. Und nicht weiterhin zum medizinischen Ausnahmezustand erklärt wird. 23 Familien haben dieser Hoffnung ihre Stimme verliehen. 23 Familien durften dieses Fest der Geburt feiern.

Die Erfahrungsberichte in diesem Buch zeigen, dass es sich lohnt eine außerklinische Geburt zu erwägen.

Christine Trompka im Juni 2011

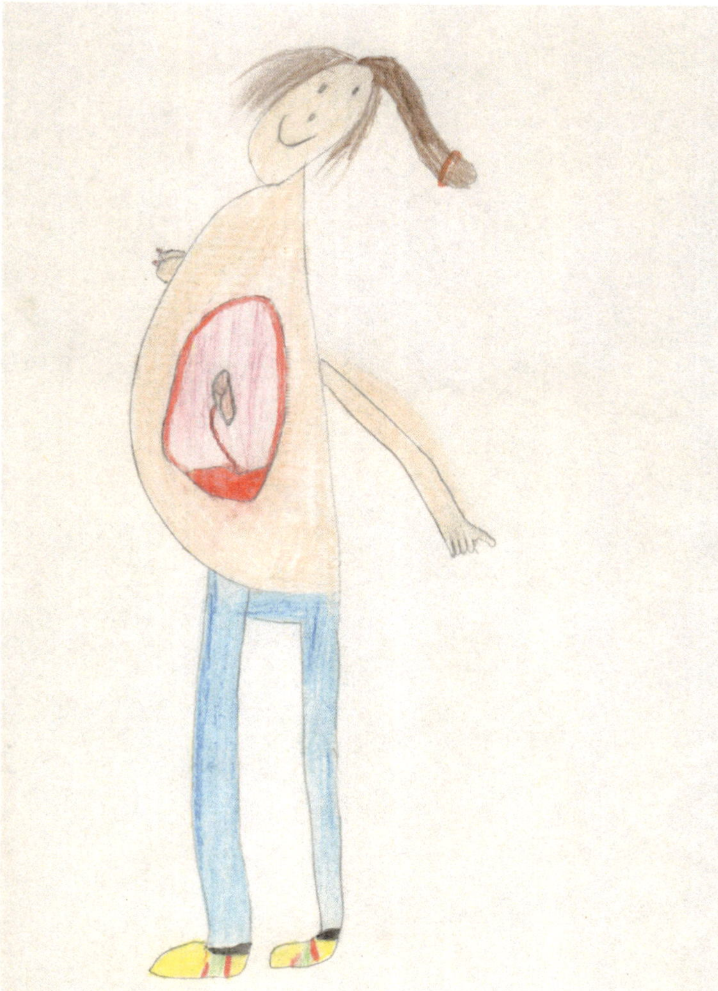

Christine, gemalt von ihrem Sohn Lorenz, 7 Jahre

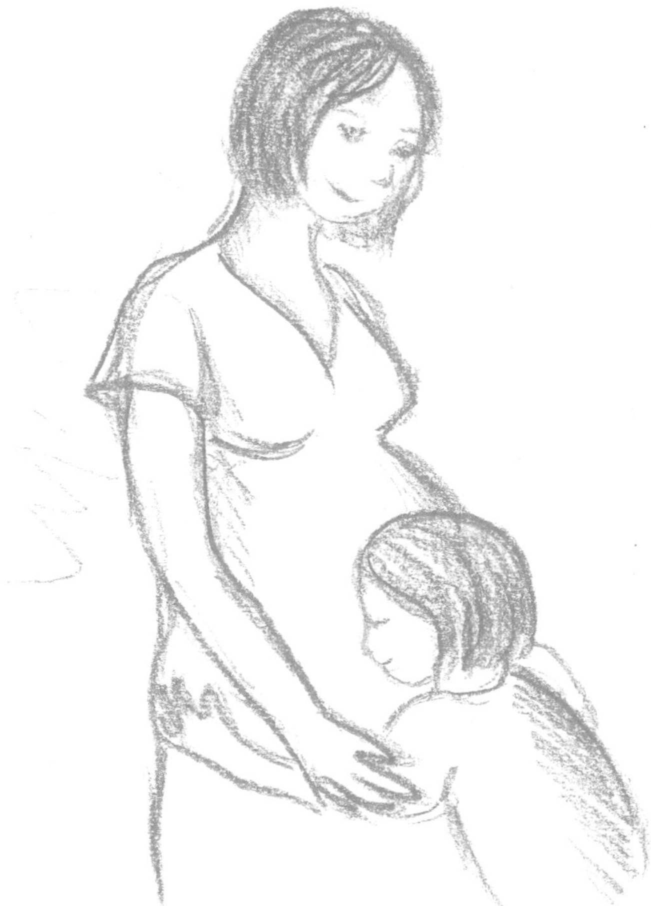

Natürlich Eltern werden

Allem Anfang wohnt ein Zauber inne, der uns beschützt und der uns hilft zu leben.

H. Hesse

Einen positiven Schwangerschaftstest in der Hand und der Magen schlägt Purzelbäume. Zu Beginn einer Schwangerschaft tauchen erst einmal ganz viele Fragezeichen auf. Ursula kennt dieses Gefühl. Sie ist in der 13. Schwangerschaftswoche mit ihrem 2. Kind geplant schwanger.

Hallo Ursula! Du stehst am Anfang einer aufregenden Zeit. Wie fühlst du dich?

So weit gut. Mir ist nur leider von morgens bis abends übel, muss aber nicht erbrechen. Globuli helfen auch nicht. Bei meiner ersten Schwangerschaft hatte ich das bis zur 16. Woche ..., ich hoffe also, dass es bald vorüber ist. Außerdem merke ich schon jetzt, dass mir schnell die Puste und Kraft ausgeht (z.B. beim Treppenlaufen oder dem Tragen vom Kleinen). Manchmal gereizt, sehr ängstlich, weinerlich ..., das ganz normale Programm. Außerdem wird der Bauch schon dick und ich muss bereits Umstandskleidung tragen.

Leider gab es in meinem Bekanntenkreis Probleme bei Schwangerschaften. Das beschäftigt mich sehr und ich bin ziemlich ängstlich, dass uns auch noch was passiert.

Welche Fragen stellen sich dir gerade?

Wird mein Baby gesund sein und bleiben? Werde ich eventuell eine Fehlgeburt erleiden?

Klappt das mit der Hausgeburt oder dem Geburtshaus? Wie bringe ich das meinem Mann bei - wird er mich letztendlich auch bei meiner Entscheidung unterstützen?

Wie bringe ich die Hausgeburt meiner Mutter und Schwiegermutter bei? Die hätte ich gerne nachher zur Unterstützung. Dem Rest der Familie, außer meinen beiden Schwestern, würde ich es nicht sagen. Einfach um Diskussionen und Stress aus dem Weg zu gehen. Geht das auch wirklich gut? Auch wegen dem vorherigem Kaiserschnitt.

Schaffe ich die Geburt mit Hypnobirthing so gut, wie ich es mir vorstelle, also ohne ernstzunehmende Schmerzen?

Welche Hebamme soll ich nehmen? Ich habe zwei zur Auswahl: Eine fürs Geburtshaus - eine für die Hausgeburt. Falls ich eine Hausgeburt mache: Was muss ich da alles bedenken? Kann ich meinen Mann davon überzeugen, dass unser Sohn (dann 3 Jahre und 3 Monate) bei der Geburt dabei ist. Natürlich nur, wenn mein Sohn das möchte.

Wie bringe ich den Leuten bei, dass ich keinen bzw. nur wenig Besuch wünsche? Das hab ich schon bei der ersten Schwangerschaft versucht - leider ohne Erfolg ... ich war dadurch und durch die Krankenhausroutine und Eingriffe - zum Beispiel beim Stillen - nur noch gestresst und das war wirklich furchtbar. Ich liebe meine ganze Familie sehr, aber ich weiß, dass ich meine Ruhe brauche.

Klappt das Stillen diesmal besser? Wobei ich zuversichtlich bin, da ich meinen ersten Sohn immer noch abends stille.

Liebe Ursula, danke für das Gespräch und alles Gute Dir!

Auch wenn sich Vieles später verklärt. Ein Kind auszutragen erfordert viel Kraft und oft ist die Familie weit vom Sonnenschein entfernt. Viele Paare gehen gerade in ihren Schwangerschaften durch schwierige Zeiten und manchmal steht eine Frau ihre Schwangerschaft auch völlig alleine durch. Ängste um das Kind oder ob das Geld reicht, sind sehr präsent.

Andere, glücklichere schwangere Frauen können das Gefühl vermitteln, im „Glückswettbewerb" versagt zu haben und so das Unglück verstärken.

Was du schwanger überhaupt nicht gebrauchen kannst, sind Schwiegermütter, nervige Tanten und alle, die es mal wieder besser wissen. Ständig grabscht dir jemand auf den Bauch, wie ich das gehasst habe. Früher war ja auch Vieles völlig anders als heute. Und Alle versuchen dir reinzuquatschen, was du in der Schwangerschaft essen sollst oder nicht. Meine Schwiegermutter hat mir immer erzählt, ich müsse Spinat essen. Dabei wird mir davon übel. Und, weil mir aber sonst nicht übel war (außer eben bei Spinat) meinten sie immer, mit dem Kind stimme etwas nicht, denn sonst wäre mir ja übel. Damals hatte man ja noch nicht so viele Untersuchungen. Irgendwann hab ich dann gesagt: Lasst mich bloß in Ruhe mit euerm ganzen Schmarrn.

Ich war froh, dass uns 600 km Entfernung getrennt haben. Und wir haben dann auch niemandem verraten was „es" wird. Und wie „es" heißen soll. Als wir dann ein zartes Mädchen bekamen (wahrscheinlich hatte ich zu wenig Spinat gegessen), meinte meine Schwiegermutter nur: „Mach dir nichts draus, das Nächste wird bestimmt ein Junge". Also diese guten Ratschläge sind das Allerletzte. Da muss doch Jede ihre eigenen Erfahrungen machen. Es ist doch normal, dass man auch Fehler macht.

Ingrid, 55 und Oma von drei Enkeln.

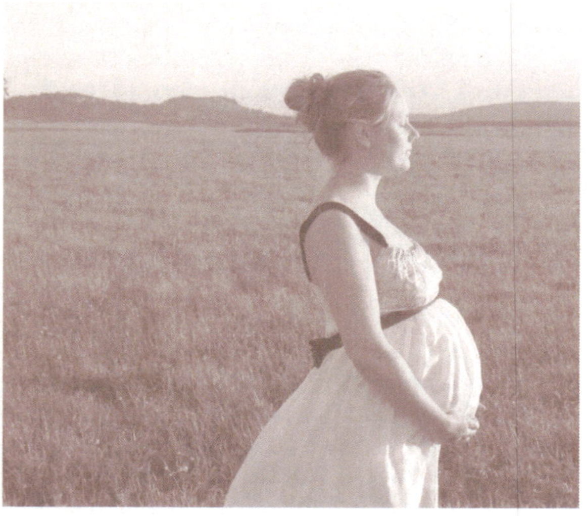

Hinzu kommt der Blick vieler Frauenärzte, die oft sehr technisch an die Schwangerschaft herangehen. An Stelle von Zeit, Geduld und Optimismus werfen sie mittels Ultraschall einen diagnostischen Blick ins Innere der Frau. Das geht schneller, als sich mit den wirkliche Ängsten der Schwangeren auseinanderzusetzen. Und es ist bequemer. Schnell sind Vitamintabletten und Eisenpräparate zur Hand. Innere Konflikte bleiben außen vor.

Oft nehmen sich die Ärzte nicht einmal die Zeit, pränataldiagnostische Untersuchungen mit der Frau zu besprechen. Manche geben ungefragt Prognosen zum Entwicklungs- und Gesundheitszustand des Kindes ab. Diese sind meistens sehr unsicher, lassen die werdende Mutter ratlos zurück und verstärken eine bedrückende Situation. Aus der Schwangerschaft ist eine Krankheit geworden. Viele Frauen, die sich in die Spirale der Pränataldiagnostik begeben haben, bereuen dies später. Hier wird mit Angstprognosen und der Unerfahrenheit erstmals Schwangerer viel Geld verdient.

Bevor sich ein Paar zu pränataler Diagnostik, wie einer gefährlichen Fruchtwasseruntersuchung oder einem Einstieg in die Pränataldiagnostik, der Nackenfaltenmessung, (die in Deutschland trotz wissenschaftlicher Kritik immer noch munter vorgenommen wird) entscheidet, sollte es sich über die Konsequenzen im Klaren sein. Es gibt fast nie eine Therapie. Hier geht es um die Frage nach einer Abtreibung oder einem Erhalt der Schwangerschaft. Diese Frage lässt sich ohne beängstigende Ergebnisse leichter und in Ruhe entscheiden.

Bei fast jeder Schwangeren jedoch findet sich ein Risiko, wenn man nur richtig danach sucht. Und dadurch werden auch wieder Abrechnungsmöglichkeiten geschaffen. Unser Gesundheitssystem ist so beschaffen, dass nur in zweiter Linie in die Vorbeugung investiert wird. In erste Linie werden akute und invasive Eingriffe unterstützt. Pränatale Diagnostik kann nur sehr begrenzt helfen, Schäden zu verhindern. Nur da, wo es im Ernstfall auch eine Therapie gibt.

Zu Segen und Risiken der Pränataldiagnostik, den möglichen Zeiträumen und Möglichkeiten informiert die Broschüre "Pränataldiagnostik" der Bundeszentrale für gesundheitliche Aufklärung BzgA, die unter der Tel: 0221/89920 kostenlos zu beziehen ist.

In zahlreichen Städten gibt es darüber hinaus Frauengesundheitszentren, die unabhängige und kostenlose Beratungsgespräche zu pränataldiagnostischen Fragen anbieten.

Auf der homepage von GreenBirth e.V. findest du weiterführende Informationen, Literatur und Links.

Seelisch verunsichernd können Messwerte sein, wenn sie im Mutterpass angekreuzt wurden, oder wenn Daten über das Baby, zum Beispiel anhand von Ultraschallaufnahmen, die nicht der Norm entsprechen ängstigen. Mehrfachmütter wissen, wie oft es hier zu "Fehlalarmen" kommt. Sollte sich ein besorgniserregender Befund nicht bald von selbst aufklären, dann ist es sinnvoll kurzfristig mit einer Hebamme darüber zu sprechen. Oft genug schätzt diese die Lage aufgrund ihrer Erfahrung völlig anders ein. Und manchmal kommt frau auch so zum Kern der Befunde oder Symptome, wodurch sich Befürchtungen oft genug auflösen lassen. Zuversicht und

Hoffnung werden das ungeborene Kind von Anfang an tragen und auch dem Kind zeigen, wie sehr es gewollt ist.

Frauen leben mit dem uralten Wissen rund um die Geburt. Ungeborene Kinder sind dazu da, geboren zu werden. Das ist die unbeschreibliche Mystik der Natur. In dieser Mystik lebt eine starke Kraft, die Schwangeren und ihren Kindern zugute kommt.

Mutig diese Energie zu nutzen, heißt, sich schon in der Schwangerschaft für das Kind einzusetzen.

Erfahrungen zur Pränataldiagnostik von Heike

Ich möchte mit dieser ‚Ergänzung' anderen Frauen und Paaren Mut machen, nicht immer nur die medizinische Seite einer Schwangerschaft oder Vorsorge zu betrachten, sondern das Ganze als natürlichen Prozess des Lebens zu sehen, in dem es auch mal weniger schöne oder makellose Erlebnisse gibt. In meiner ersten Schwangerschaft war alles medizinisch gesehen gut und in Ordnung.

Die Bertreuung und Vorsorge machte haupsächlich mein Gynäkologe, es gab u.a. 14x Ultraschall (im Nachhinein für mich völlig übertrieben und vielleicht auch eine Erklärung, warum unser erstes Kind viele Monate sehr unruhig war). Damals erschien mir das normal. Zum Ende der Schwangerschaft übernahm auch meine Hebamme die Vorsorge (insbesondere CTG) mit, um das Baby unter der Geburt besser einschätzen zu können. Mir ging es aber die gesamte Schwangerschaft nicht so richtig gut. Irgendein Zipperlein gab es immer, vielleicht war ich auch nur feinfühliger und hörte mehr auf meinen Körper.

In der zweiten Schwangerschaft entschied ich mich von Anfang an, die Vorsorge komplett von meiner lieben Hebamme machen zu lassen. Sie bestätigte auch die Schwangerschaft, litt mit mir in den endlos langen ersten Monaten extremer Übelkeit und es war immer so ein Wohlfühltermin. Sie kam meist zu uns nach Hause und hatte immer noch ein offenes Ohr oder einen Rat. Die regulären drei Ultraschalltermine ließ ich bei meinem Gynäkologen vornehmen. Schon bei dem ersten Ultraschall schaute er sehr lange .... zu lange.

Ich fragte was los sei und er meinte er müsse sich die Nabelschnurgefäße in vier Wochen nochmal genauer ansehen, er sehe im Moment nur zwei der üblichen drei Gefäße. Das war in der 10. SSW, so dass alles noch ganz klein und winzig war. Also bin ich in der 16.SSW nochmal zum Ultraschall. Wieder sehr langes Schauen, immer wieder drückte der Ultraschallkopf auf meinem Bauch unangenehm. Es blieb bei nur zwei Blutgefäßen der Nabelschnur. Unser Baby war zeitgemaß entwickelt und zeigte sonst keine Auffälligkeiten. Aber er meinte, so eine singuläre Nabelschnurarterie könne auf einen Gendefekt hinweisen. Wie der ‚Defekt' aussehen könnte maß er sich nicht an näher zu erläutern. Er sagte nur, es könne körperliche aber auch geistige Einschränkungen einschließen.

Diese besondere Art der Versorgung gäbe es ab und zu mal, aber eher selten. Auf dem Ultraschall könne er nichts Auffälliges sehen, aber man sieht auch nicht alles. Besser ich würde nochmal in einer Klinik jemanden drauf schauen lassen. Ich sagte: und dann? Wenn sich das bestätigt, was dann? Ja dann könne man weitere Untersuchungen machen lassen. Fruchtwasserpunktion etc. Er hätte schon Frauen gehabt wo nichts war, aber eigentlich haben alle weiterreichende Untersuchungen machen lassen. Ich war völlig überfordert wusste nur, dass ich das alles eigentlich gar nicht wollte, erbat mir Bedenkzeit und ließ auch den Überweisungsschein dort.

Danach rief ich meine Hebamme an und zu Hause redete ich lange mit dem werdenden Papa. Für uns stand fest: Fruchtwasserpunktion keinesfalls. Die Risiken für unser Kind waren mit einfach zu hoch. Fest stand für mich auch: Es wird keine starken Einschränkungen haben. Ich hatte ein gutes Gefühl. Eine andere Hebamme, die bis vor kurzem in der Uniklinik gearbeitet hatte sagte, das gäbe es dort nicht selten und sie hätte bis jetzt bei so einer singulären Nabelschnurarterie nur gesunden Babys auf die Welt geholfen.

Das war eine schwere Woche mit einem großen Wechselbad der Gefühle. Für uns stand fest: Wir wollen das Kind, und zwar so wie es ist und nicht anders. Unser Kind. Einzigartig und kostbar. Na klar, hat es uns auch Angst gemacht über ein behindertes Kind nachzudenken, aber wir haben uns ehrlich gesagt gar nicht lange damit beschäftigt. Wir wollten es ja ohnehin so, wie es war.

Mir gingen noch ab und zu mal die Gedanken durch den Kopf, deshalb war mir wahrscheinlich auch bis zum fünften (!) Monat ganz oft furchtbar schlecht. Aber danach hatte ich ein Hochgefühl bis zum Ende der Schwangerschaft, wie ich es von der ersten gar nicht kannte. Mir ging es blendend.

Es hätte von mir aus noch so weiter gehen können. Nur bei den zwei weiteren Ultraschallterminen wurde ich nochmal daran erinnert und mein Gynäkologe meinte nur, als ich zusätzliche Untersuchungen verneinte: Es ist ihre Entscheidung!

Und da hat er völlig recht. Die meisten Frauen denken doch, naja wenn das so gemacht wird, dann mache ich das auch. Aber man sollte vorher genau hinschauen und für sich selbst ganz allein entscheiden, was man sich von der Untersuchung erhofft und welche Konsequenzen sie hat. Wir ließen auch keine Feindiagnostik machen (in der 1. Schwangerschaft noch völlig selbstverständlich), da mein Frauenarzt über ein sehr modernes Ultraschallgerät verfügt und sowohl er als auch ich keine Notwendigkeit darin sah.

Das Herz des Babys und alle weiteren Organe waren komplett und funktionstüchtig. Ich hatte ein sehr gutes Bauchgefühl. (Übrigens haben wir das niemandem in der Zeit der Schwangerschaft erzählt. Weil, wie auch beim Thema Hausgeburt gibt es auch bei der Pränataldiagnostik viele Verfechter. Das ist in meinen Augen eine Familiensache. Im Nachhinein, wenn mir jemand von sich und seinem eventuellen Problem erzählte und nicht weiter wusste, dann habe ich unsere Sache erzählt und wie sie ausgegangen ist.)

Für uns war dann nochmal interessant zu wissen, ob es denn wirklich nur zwei der üblichen drei Blutgefäße vorhanden waren und unsere Hebamme bestätigte das nach dem Abnabeln. Aber wir hatten ja gleich gesehen das wir ein gesundes Baby geboren haben. Und wenn nicht, da ist dann immer noch genug Zeit über alles weitere nachzudenken ...

Eine so besondere Zeit der Schwangerschaft sollte man genießen und nicht mit voreiligen, eventuellen Verdachtsprognosen belastet werden. Ich hatte dann schon bereut, überhaupt Ultraschall machen zu lassen, aber im Nachhinein war doch alles richtig so.

Unser erste Tochter hatte ja gleich ein paar Stunden nach der Geburt Gelbsucht bekommen, die da besonders gefährlich werden kann. Das passiert bei einer Blutgruppenunverträglichkeit. Ich bin zwar positiv, aber mein Partner ist negativ und unsere Laura hat sich das Negative von ihm genommen. Deshalb ist sie gleich in der ersten Nacht unter die Photolampe gekommen. Die Betreuung dazu war katastrophal jeder erzählte etwas anderes ...

Dieses Problem hatten wir im Hinterkopf und wollten natürlich dem, wenn es irgendwie geht, schon vorbeugen. Unsere Hebamme hat für uns viel gelesen und sich fachkundig gemacht und so haben wir beide (Mutter und Kind) direkt nach der Geburt Globuli bekommen die ich dann auch noch die nächsten Tage nahm und besonderen ganz furchtbar schmeckenden Tee getrunken (aber man tut ja fast alles für sein Kind!) und wir hatten Glück.

Unsere zweite, daheimgeborene Tochter ist gar nicht gelb geworden. Auch nicht am dritten Tag, wie so viele aber sie hat auch eine andere Blutgruppe. Ich wollte damit nochmal hervorheben, wie wertvoll eine gute Hebamme ist, diese eins zu eins Betreuung auch im Wochenbett, die kann keine Klinik geben!

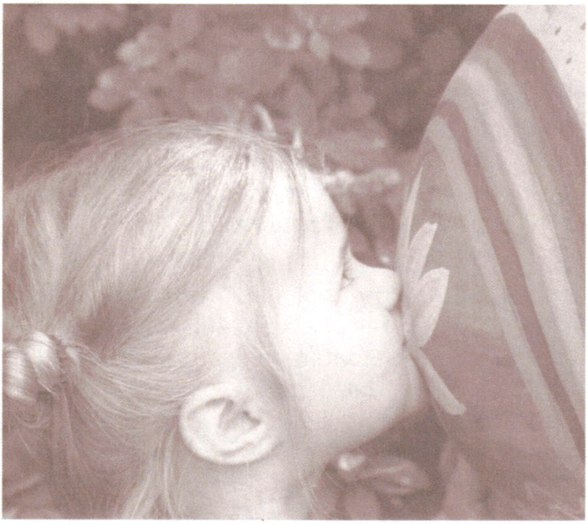

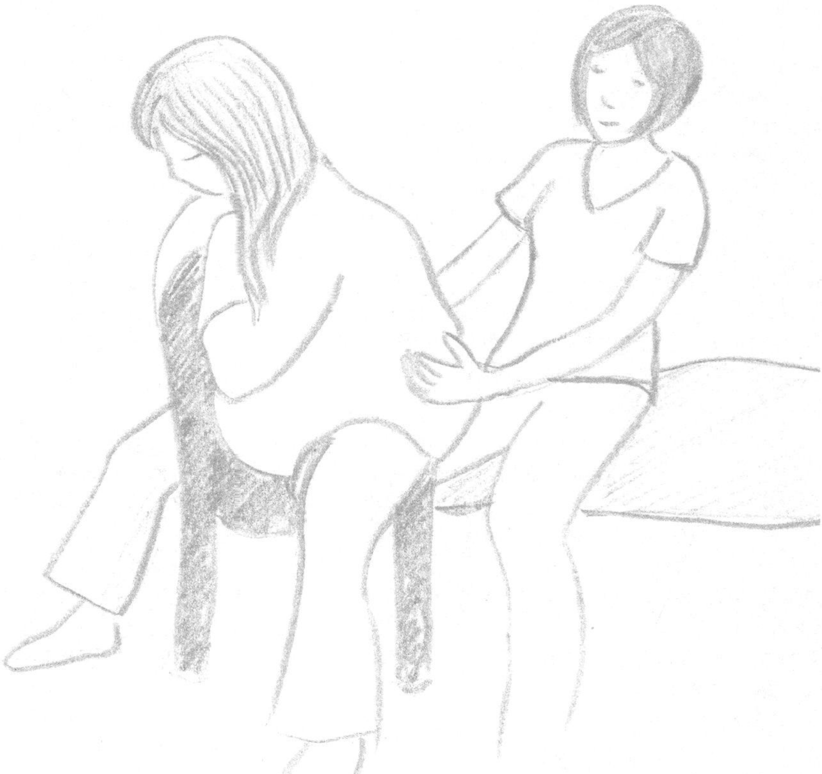

Möglichkeiten der natürlichen Geburt

Grundsätzlich gibt es fünf Möglichkeiten ein Kind zu gebären. Die meisten Kinder, ungefähr 98%, kommen in Krankenhäusern zur Welt. Der Vorteil liegt auf der Hand: Bei Komplikationen kann schnell eingegriffen werden, Operationen wie ein Kaiserschnitt und eine medikamentöse Schmerzlinderung sind möglich. Häufig befindet sich eine Neugeborenenintensivstation im gleichen Gebäude, so dass die Mutter ihr Kind, sollte es intensivmedizinische Betreuung benötigen, sehen kann. Der Nachteil ist, dass Komplikationen auch erst durch Eingriffe im Krankenhaus entstehen können (sogenannte Inverventionsspirale). Inzwischen bieten auch viele Frauenärzte eine ambulante Beleggeburt im Krankenhaus an, dadurch ist der betreuende Frauenarzt kein Unbekannter mehr. In Deutschland gilt die Hinzuziehungspflicht, das heißt, zu jeder Geburt muss eine Hebamme hinzugezogen werden.

Die zweite Möglichkeit wird leider nur an manchen Orten angeboten: Der Hebammenkreißsaal. Es gibt etwa zehn davon in Deutschland. Hier wird versucht, die Vorteile des Krankenhauses mit den Vorteilen der von Hebammen verantworteten Geburtshilfe zu kombinieren. Die dritte Möglichkeit sind Beleghebammen, die einem Krankenhaus angeschlossen sind. Hebammen leiten hier die Geburt mit eventueller Unterstützung von Gynäkologen. Operative Methoden sind auf ein Mindestmaß beschränkt und werden deutlich weniger eingesetzt, als in herkömmlichen Geburtsabteilungen. Die Verantwortung für die Leitung der Geburt liegt bei den Hebammen, was rechtlich und praktisch einen Unterschied macht.

Die vierte Möglichkeit ist es, eines der etwa 100 Geburtshäuser zu nutzen. Geburtshäuser sind Hebammenpraxen mit ein oder mehreren Gebärzimmern, die von einem Hebammenteam geleitet werden. Viele Geburtshäuser sind sehr professionell organisiert, lassen sich zertifizieren und sind einem Qualitätszirkel angeschlossen. Auch viele niedergelassene Hebammen bieten Praxisgeburten an. Geburtshäuser und Hebammenpraxen mit Gebärzimmer ermöglichen Frauen, die nicht in den eigenen vier Wänden gebären möchten, eine weitgehend selbstbestimmte Geburt außerhalb eines Krankenhauses.

Der fünfte Geburtsort liegt am nächsten, das eigene Zuhause. Eine Besonderheit der Hausgeburt ist: Die Hebamme ist bei der Familie zu Gast. Sie bringt keine weiteren medizinischen Helfer mit und wird sich sehr respektvoll in den Räumen bewegen und so die Intimsphäre und Würde der Frau wahren. Nirgendwo sonst kann eine Geburt so privat sein, wie zu Hause. Ist die Hebamme nicht in ein Team eingebunden, so kann das Vor- und Nachteile haben. Vorteilhaft ist dir größere Unabhängigkeit und die größere Entscheidungsfreiheit der Hebamme, beispielsweise unter welchen Bedingungen sie einer Hausgeburt zustimmt. Nachteilig kann sich der fehlende tägliche Austausch mit Kolleginnen auf die Qualität auswirken.

Eine natürliche Geburt benötigt einen Schutzraum. Eine sichere Atmosphäre kann nur dort entstehen, wo sich die Frau wohlfühlt. Trotzdem sollte sie sich gut informieren und nicht der Illusion hingeben, mehr Sicherheit könne frau durch das Betreten eines Krankenhauses erwirken.

Die sicherste Geburt ist völlig zweifellos eine natürliche Geburt. Wir folgen hier der Definition, in der eine Geburt dann natürlich ist, wenn keine invasiven Eingriffe vorgenommen wurden. Zur Erklärung: Invasive Eingriffe sollten nur in Notfällen stattfinden, da jeder noch so kleine Eingriff Folgen haben kann und damit selbst zum Sicherheitsrisiko wird. Krankenhäuser greifen in fast jede Geburt routinemäßig ein, was zum Teil die hohen Komplikationsraten in Krankenhäusern erklären könnte. In Krankenhäusern wird in etwa 93% der Geburten manipulierend eingegriffen (s. Glossar "QUAG"). Nur 7% der Geburten sind daher natürlich und komplikationslos. Fraglich ist der Anteil der gebärenden Frauen, die ob ihrer schnellen Geburt erst sehr spät im Kreißsaal eintreffen (so dass kein Eingriff mehr möglich oder sinnvoll erscheint), oder für die gerade aus Personalmangel kein Arzt abrufbar ist (so dass kein Eingriff möglich ist). Möglicherweise sind das genau die 7%. Außer frage steht, dass Eingriffe notwendig sein können.

Jeder kleine Eingriff, jedes unbedachte Wort oder die Anwesenheit fremder Personen kann Folgen auf die reflektorischen, hormonell gesteuerten Prozesse der Geburt haben. Solange eine natürliche Geburt nicht entgleist, ist kein Eingreifen notwendig, sondern kann großen Schaden verursachen. Entgleisten Geburten, bei denen es im späteren Verlauf zum dann notwendigen Einsatz von Medikamenten oder einer Operation kommt, geht häufig ein "harmloser" invasiver Eingriff voraus. Eine Liste der möglichen Eingriffe während der Wehen findest du im Anhang.

Die außerklinische Geburt sieht sich als Alternative zur medikamentös und technisch orientierten Geburt. Die außerklinischen Geburten im Geburtshaus und zu Hause wollen wir uns näher ansehen.

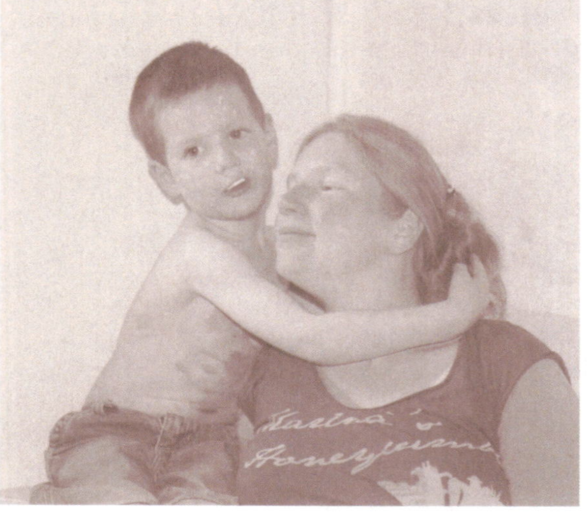

Geburtsbegleitung zu Hause und im Geburtshaus

Neben der Sicherheit spielt vor allem die Angst vieler Frauen vor unerträglichen Geburtsschmerzen eine große Rolle. Dabei werden viele Frauen zusätzlich von einer Generation traumatisierter Mütter und Freundinnen verunsichert, die ihre Kinder in den 1950er bis 1980er Jahren unter teilweise alptraumartigen Bedingungen gebären mussten. Diese Zeiten haben sich leider nur teilweise geändert. Bis in die 1970er Jahre wurden Medikamente noch vorsichtiger eingesetzt. Traumatisch war jedoch unter anderem die automatische Trennung von Mutter und Kind nach der Geburt, das Gebären im Liegen, das ungefragte Verabreichen von Betäubungsmitteln und verlorengegangenes Stillwissen. Liegend Gebärende müssen unvergleichlich mehr Schmerzen ertragen, da diese Position aus verschiedenen Gründen die denkbar ungünstigste darstellt. Das ist heute in sehr vielen Krankenhäusern angekommen. 1985 wurde das erste Geburtshaus gegründet, mit Geburtsvorbereitungskursen und dem notwendigen Fachwissen, um eine sanfte Geburt und ein vollgestilltes Neugeborenes zu ermöglichen.

Die Entmündigung der Frauen ob ihrer Schwangerschaft und die unfassbare Zahl von ca. 200000 Kaiserschnittgeburten sowie ca. 60000 Frühgeburten jährlich sind die Bilanz einer dramatischen Pathologisierung und Entmündigung der schwangeren Frauen auch und gerade heute. Sicherheit sieht anders aus.

Die Frage nach dem Geburtsschmerz stellt sich gleichbleibend. Fest steht, dass es heftige Wehen braucht, um ein Kind zu gebären. Zudem wird der Schmerz von jeder Frau anders erlebt. Manche Frauen möchten gar nicht von „Schmerzen“ sprechen, andere, und das sind die meisten, benötigen durchaus ihre ganze Aufmerksamkeit.

Körpereigene Hormone und Endorphine

Wehen werden, und da unterscheiden sich Gebärende nicht von Tiermüttern, im Zusammenspiel zwischen dem ungeborenem Kind und der Mutter ausgelöst. Dieser Vorgang wird hormonell gesteuert, wobei die genauen Zusammenhänge erst rudimentär erforscht sind. Das Kind sendet ein hormonelles Signal, welches im Stammhirn der Mutter "gelesen" wird. Körpereigene Hormone sowohl der Mutter als auch des Kindes steuern die ganze Geburt und geben den Takt vor.

Diese Hormonausschüttungen können nicht bewusst gesteuert werden. Man weiß jedoch, dass sie von Stimmungen der Mutter beeinflusst werden. So tritt zum Beispiel bei einem Verlassen der als sicher erlebten Gebärsituation (Umzug in den Kreißsaal des Krankenhauses; Eintritt fremder, als verunsichernd empfundener Menschen in den Raum; plötzliche, unerwartete laute Geräusche) ein Impuls auf, der dazu führen kann, dass Hormone zur Vorbereitung einer Flucht und nicht einer Geburt ausgeschüttet werden. Es ist bekannt, dass Fluchtimpulse und Aufregung zur Ausschüttung von Adrenalin und anderen Hormonen führen können, was für die sensible Hormonsituation während der Geburt von erheblicher Bedeutung ist. So kann es beispielsweise zu einem Geburtsstillstand kommen.

Bekannt ist auch eine häufige Situation bei der Ankunft im Krankenhaus: Wehen, die daheim noch regelmäßig und gemütlich auszuhalten waren, sind plötzlich weg. Oder werden sobald die erste fremde Hebamme das Zimmer betritt, unangenehm und unregelmäßig. Das CTG bestätigt diese „unregelmäßigen“ Wehen und die Frau kann durch unbedachte Worte und überflüssige Untersuchungen weiter verunsichert werden. Im schlimmsten Fall kommt die Frau unbewusst zu dem Schluss, ihre Geburt werde wohl zu den Schwierigeren gehören, was wiederum weder zu innerer Entspannung noch zu einer normalen Ausschüttung von Geburtshormonen führt. Stress der gebärenden Frau ist wiederum vom Kind "lesbar". Auch das Kind gerät unter fetalen Stress und reagiert häufig mit abfallenden Herztönen als äußerem Zeichen dieses Stresses.

Es beginnt ein Teufelskreis für Mutter und Kind. Mit invasiven Methoden, die eigentlich gar nicht nötig gewesen wären und wiederum sogar Risiken in sich bergen, wird versucht „die Geburt anzuschieben“ oder schlechte Werte unter Kontrolle zu bekommen. Die gebärende Frau hat ungewollt die Kontrolle über ihren Körper an Apparate und Medikamente abgegeben. Ein vorher völlig gesundes Kind ist ein belastetes Geschehen hineingerutscht und bringt sich mit seiner Reaktion der abfallenden Herztöne selbst in Gefahr.

Unglücklicherweise nimmt das Geburtsgeschehen viel zu oft diesen Verlauf. Manchmal kann die Betreuung einer erfahrenen Hebamme diesen Teufelskreis aufhalten. Aber eigentlich sind diese Risiken für Mutter und Kind völlig überflüssig und durch die Bedingungen im Krankenhaus verursacht.

Die körpereigenen Hormone sorgen jedoch nicht nur mit den Reflexen, die sie auslösen können, für eine regelrechte und komplikationslose Geburt. Sie bewirken auch die Ausschüttung körpereigener Morphine. Auch hier ist die gesamte Geburtssituation ausschlaggebend. Bei einer von der Gebärenden als entspannt erlebten Geburtssituation, werden diese Endorphine ab einer individuellen Schmerzintensität in hoher Menge ausgeschüttet. Sie sind in der Lage, Zuversicht, Freude an der Anstrengung und Lust zu erzeugen. Ähnlich dem „Runner's High“ beim Laufen. Schmerzen werden dadurch als aushaltbar wahrgenommen. Wehenpausen als unendlich entspannend. Nach der Geburt kann die Mutter gar nicht anders, als sich von ganzem Herzen in ihr Kind zu verlieben. Eine wunderbare Einrichtung der Natur, die Kind und Mutter helfen, im Einklang das Wunder des Lebens zu vollbringen.

Die Doula

Das Wort Doula kommt aus dem Altgriechischen und bedeutet "dienen". Eine Doula ist eine speziell ausgebildete und geburtserfahrene Frau, welche die werdende Mutter in alter Tradition ergänzend zur Hebamme begleitet. Sie bietet eine nicht-medizinische, liebevolle Begleitung von Mutter zu Mutter. Sie stärkt die Gebärende und Wöchnerin emotional und physisch und ermutigt sie, sich vertrauensvoll auf das Geburtsgeschehen und Muttersein einzulassen und dieses aktiv mitzugestalten.

In manchen Ländern ist die Tradition der Doula schon lange verschwunden, in anderen Ländern ist sie nie verdrängt worden und in vielen Ländern erfährt sie gerade wieder einen Neubeginn. Eine Doula übernimmt keine medizinische Funktion. Sie achtet die Arbeit einer Hebamme und eines Gynäkologen und arbeitet mit dem medizinischen Personal Hand in Hand. Sie kann sich ganz auf die Gebärende einlassen.

Doulas begleiten auch Geburten im Krankenhaus. So tritt sie gemeinsam mit dem Vater für die Bedürfnisse des Kindes und der gebärenden Mutter ein. Die Mutter kann so immer auf eine erfahrene Begleiterin zurückgreifen, auch wenn das Krankenhauspersonal wechselt oder gerade mit einer anderen Gebärenden beschäftigt ist.

Neben der Hebamme gab es zu allen Zeiten Frauen, die werdende Mütter während der Geburt ihres Kindes umsorgten und begleiteten. Historisch gesehen ist die Anwesenheit einer Doula also keine neue Entwicklung. Studien der beiden Ärzte Marshall H. Klaus und John Kennell zur Wirkung der Doula-Begleitung belegen schon seit den 1970er Jahren, dass sich die Dauer einer Geburt um durchschnittlich zwei Stunden verkürzt und die Schmerzen subjektiv als geringer wahrgenommen werden. Die Gabe von Schmerzmitteln und damit deren Risikopotential, ließ sich vermindern.

Des Weiteren geben von einer Doula betreute Frauen an, Angst- und Stressgefühle besser bewältigt zu haben. Das wirkt sich durch die Rückkopplung auf hormonaler Ebene auf weniger Angst- und Stressgefühle beim ungeborenen Kind aus. Weniger Stress für das Kind während der Wehen ist wiederum ein großer Vorteil an Sicherheit. Die Kaiserschnittrate kann mit Doula um 50% gesenkt werden.

Weniger überraschend ist, dass sowohl die Paarbeziehung als auch die Beziehung von Mutter und geborenem Kind durch eine Doula unterstützt wird. Doulas treten im Hintergrund auf und ziehen sich zurück, sobald die Situation es ermöglicht, um der jungen Familie genügend Raum zu lassen. Zudem verlängert sich durch eine Doula statistisch die Stilldauer und Komplikationen im Wochenbett nehmen ab.

Eine vorausschauende Gesellschaft wird in Zukunft jeder Frau neben einer Hebamme auch eine gutausgebildete Doula zur Seite stellen, denn eine günstigere Prävention gibt es gar nicht. Diese Forderung sollten wir laut werden lassen.

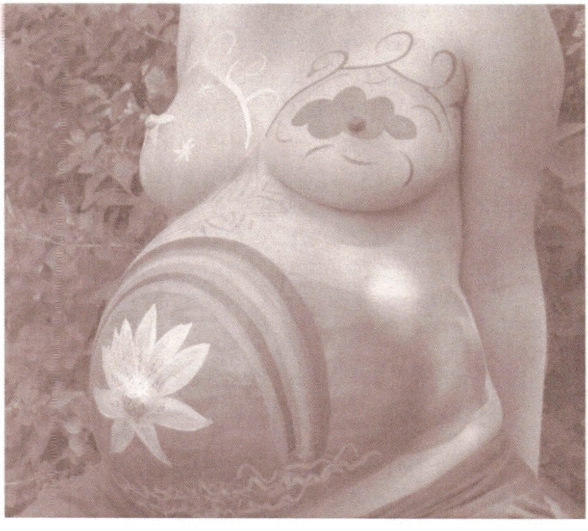

Penny Simkin (Physiotherapeutin, Autorin und Doula) hat mit den Ärzten Klaus und Kennell und anderen die Doulaorganisation DONA-international gegründet. Sie sagte einmal über die Rolle einer Doula:

"Die Geburt deines Babys ist ein Erlebnis, das du nie vergessen wirst. Meine Rolle als Doula besteht darin, dass dir die Geburt so positiv und erfüllend wie nur möglich in Erinnerung bleibt."

Die ausgebildete Doula Kristina Wierzba-Bloedorn (www.doula-kristina.de) beantwortet uns ein paar Fragen.

Eine Doula ist sicherlich für viele Frauen eine gute Unterstützung. Kristina, welche besonderen Gründe kann es geben, um eine Doula zu engagieren?

Es gibt viele gute Gründe, eine Doula zu engagieren. Ein unsicherer Partner beispielsweise, der Angst hat, dich als Frau ausreichend unterstützen zu können. Oder dessen Unterstützung du nicht wünschst, weil ihr getrennt lebt. Vielleicht ist die Frau auch noch sehr jung oder hätten sich bei einer vorhergehenden Geburt gewünscht, besser umsorgt zu werden.

Manche Frauen mussten traumatische Erfahrungen bei einer Geburt durchleben. Oder sprechen eine andere Muttersprache. Auch hier kann es sehr sinnvoll sein, eine Doula zur Geburt hinzuzuziehen.

Oder es war nicht möglich, eine Beleghebamme oder Hausgeburtshebamme zur Geburt zu finden, so dass die betreuende Hebamme dir nicht bekannt ist. Auch hier hast du mit einer Doula wenigstens eine erfahrene Frau an deiner Seite, die du kennst und die dich kennt.

Du bist als Doula in verschiedenen Familien unterwegs. Welche Aufgaben erwarten dich dort?

Weil Menschen unterschiedlich sind, sind auch die Bedürfnisse gebärender Frauen verschieden. Manche Frauen mögen Berührun-

gen durch Massage etc. und andere Frauen empfinden allein die Anwesenheit der Doula als nützlich und hilfreich. Manche Frauen möchten fotografiert werden, andere nicht. Die Doula wird die Frau in ihrem Sinne begleiten und sich ganz auf deren Wünsche und Bedürfnisse einstellen. Viele Doulas verleihen Bücher und Filme und sind behilflich bei der Erstellung eines Geburtsplans. Sie unterstützt bei Positionswechseln und dem Atmen, tröstet, ermutigt, massiert, bemuttert und verwöhnt. Ihr Fokus liegt ausschließlich auf dem emotionalen und physischen Wohlergehen. Einige Doulas erstellen eine Art Geburtserzählung aus ihrer Sicht, die sich an das Kind richtet.

Ich könnte mir vorstellen, dass sich manche Väter in die zweite Reihe verwiesen fühlen, wenn auch noch die Doula dabei ist.

Die Geburt eines Kindes ist ein sehr persönliches und einmaliges Erlebnis. Zwei liebende Menschen haben das ungeborene Kind gezeugt. Und so intim die Zeugung eines Kindes ist, so intim sollte auch seine Geburt sein. Deshalb taucht bei werdenden Eltern immer wieder die Frage auf, ob es nicht überflüssig sei, eine Doula zu engagieren, wenn der Vater oder eine andere Person (z.B. Freundin oder Mutter) die Frau zur Geburt begleitet. Viele Männer oder auch Frauen denken, eine Doula könnte unter der Geburt eine Art "Drittes Rad am Wagen" sein oder andere Personen von der aktiven Geburtsbegleitung ausschließen. Es ist sicher eine wichtige Überlegung, wen frau während dieser Stunden um sich haben möchte, denn die bei der Geburt anwesenden Menschen werden den Geburtsverlauf beeinflussen.

Wehen setzen bei Frauen besondere Gefühle und Stimmungen frei und dadurch natürlich auch bei den übrigen Anwesenden. Für eine werdende Großmutter ist die Geburt ihres Enkelkindes und die Tatsache, ihre Tochter so intim und besonders zu erleben, möglicherweise nicht einfach. Eine gute Doula wird dem Paar vermitteln, dass dieses Erlebnis die Geburt ihres Kindes ist und sie dafür da ist, die werdenden Eltern zu unterstützen, diese besonderen

Stunden gemeinsam zu erleben und in guter Erinnerung zu behalten. Menschen sind unterschiedlich und deshalb werden verschiedene Männer verschiedene Wünsche und Vorstellungen von der Geburt ihres Kindes haben. Der eine Vater ist eventuell unsicher und fühlt sich hilflos. Er möchte aktiv beteiligt sein und weiß dennoch nicht wie. Die Unterstützung einer Doula kann diesem Vater helfen, sich aktiv in den Verlauf einzubringen. Vielleicht wird ein anderer Vater ein eher passives Verhalten vorziehen. Und auch seine bloße Anwesenheit kann hilfreich sein.

Wenn eine Doula ein Paar zur Geburt ihres Kindes begleitet, wird der Mann immer die Freiheit haben, den Raum verlassen zu können (z.B. für Pausen), weil er weiß, dass seine Frau niemals allein ist, außer sie oder beide möchten dies.

Leider wird eine Doula-Begleitung bisher noch von keiner Krankenkasse in Deutschland bezahlt. Was muss eine Familie für die Betreuung durch eine Doula aufwenden?

Ja, die Kosten einer Doula werden nicht von den Krankenkassen übernommen. Der in Deutschland übliche Satz beträgt 450 Euro. Darin enthalten sind meist mehrere Treffen vor und nach der Geburt, die Rufbereitschaft rund um den errechneten Entbindungstermin und die zeitlich nicht begrenzte Begleitung zur Geburt. Viele Doula haben Zusatzqualifikationen durch Ausbildungen zur Stillberaterin, Trageberaterin, Babymassagekursleiterin oder Geburtsvorbereiterin.

Der Verein "Doulas in Deutschland e.V." übernimmt nach einem entsprechenden Antrag bei finanziell schwach gestellten Familien manchmal die Kosten für die Begleitung. Manchmal ist es möglich die Begleitung im Wochenbett anteilmäßig von den Krankenkassen erstattet zu bekommen.

Kristina, Danke für das Gespräch!

Hilfsmittel zur Linderung von Geburtsschmerzen

Die Schmerzen habe ich als absolut aushaltbar und "machbar" empfunden. Das ist offenbar bei jeder Frau anders. (...) Die gefürchtete Pressphase war für mich eine Erlösung, verglichen mit der langwierigen Eröffnungsphase. Die sogenannte Übergangsphase habe ich nie bewusst wahrgenommen. Mit Ausnahme einer homöopathischen, krampflösenden Arznei habe ich keinerlei schmerzstillende Medikamente bei der Geburt gebraucht und finde das ganz normal (...)

Man sollte trotzdem nicht total naiv an das Thema Geburtswehen heran gehen und sich (auch als werdender Vater) vergegenwärtigen: Nur mit heftigen Wehen kann das Kind geboren werden. Dafür werden jedoch auch ungeahnte Kräfte bei uns Frauen mobilisiert. Das mit den körpereigenen Opiaten ist kein Ammenmärchen und hat bei mir gut funktioniert: Ich war zwischenzeitlich richtig high und mein Erinnerungsvermögen trügt mich aus heutiger Sicht (...)

Armelle

Yoga

Es gibt viele Möglichkeiten, einen bestehenden Schmerz zu lindern oder ihn leichter zu ertragen. Im Geburtsvorbereitungskurs wirst du davon hören, Wehen „zu veratmen".

Die Idee entstammt der Erkenntnis, dass die Atmung maßgeblich daran beteiligt ist, wie Frauen ihre Geburt erleben. In einem Yogakurs für Schwangere kannst du eine Verbindung zu deinem Atem aufbauen. Gute Yogalehrer kannst du dir von anderen Frauen oder einem Zentrum für natürliche Geburt, beziehungsweise deiner Hebamme empfehlen lassen.

Klassische Homöopathie

Bei den besonderen Körper- und Seelenzuständen der Schwangeren hilft die klassische Homöopathie. Vielleicht hast du Glück und deine Hebamme oder deine Frauenärztin kennen sich gut mit ihrer Anwendung aus, oder du wendest dich an eine gute Heilpraktikerin. Homöopathische Arzneimittel können unter der Geburt wahre Wunder vollbringen.

Hypnobirthing

Eine noch nicht sehr bekannte aber wirkungsvolle Möglichkeit der subjektiven Schmerzlinderung stellt die Hypnotherapie dar. Besonders Frauen, die schwierige Geburten hinter sich haben oder besonders viel Angst vor der Geburt haben, können hier profitieren. Ein ausgebildeter Therapeut kann in der Hypnose versuchen negative Assoziationen mit der bevorstehenden Geburt aufzulösen. Die Frau erlernt in Autosuggestionen, Bilder in sich verankern, auf die sie dann unter Belastung zurückgreifen kann.

Wassergeburt zu Hause

Wasseranwendungen bis hin zur Wassergeburt sind ein weiteres bekanntes Mittel, um Geburtsschmerzen in den Griff zu kriegen. Viele Frauen wissen jedoch nicht, dass Wassergeburten auch völlig problemlos zu Hause möglich sind. Es gibt Geburtspools, die neu ungefähr 100,- kosten und nach der Geburt sogar weiterverkauft werden können.

Wasser, ob kühl oder warm lindert seit Jahrhunderten Verspannungen und Schmerzen. In Verbindung mit Massagen kann es den Kreislauf anregen oder innere Anspannungen beseitigen. Das Neugeborene erlebt einen sehr sanften Übergang in diese Welt und Geburtsverletzungen sind signifikant seltener. Fast alle Krankenhäuser und Geburtshäuser bieten daher eine Wassergeburt an, aber ansonsten kann ein Geburtspool in Absprache mit den Hebammen vielleicht auch einfach mitgebracht werden.

Viele Frauen gebären naheliegender Weise einfach in der Badewanne. Ein Geburtspool ist vielleicht bequemer, weil weich gepolstert. Eine Badewanne muss dafür nicht erst mit einem Schlauch gefüllt werden. Außerdem muss eine Badewanne nicht erst angeschafft werden.

Wassergeburten sind auch in fast allen Krankenhäusern möglich. Allerdings erlebt nur ein geringer Anteilan Frauen eine Wassergeburt im Krankenhaus. Das Vorhandensein einer Gebärwanne ist keine Garantie dafür, dass diese auch verwendet werden kann.

Akupressur und Akupunktur

Akupressur und Akupunktur können sowohl zur Geburtsvorbereitung als auch während der Geburt eingesetzt werden. Viele Geburtshelfer haben Erfahrung damit. Dabei werden die Körpermeridiane nach der Traditionellen Chinesischen Medizin (TCM) aktiviert und Blockaden gelöst.

TENS

Des Weiteren können Schmerzimpulse, die an das Gehirn gesandt werden, mithilfe einer schmerzfreien Nervenreizung durch elektromagnetische Impulse überdeckt werden. Die transkutane elektrische Nervenstimulation kann über ein kleines Gerät auf dem Rücken der Gebärenden hervorgerufen werden. Die Frau spürt ein Kribbeln an dieser Stelle und kann die Intensität selbst einstellen. TENS wird in anderen europäischen Ländern (zum Beispiel Irland, England und Schweden) zur Schmerzlinderung unter der Geburt verwendet. In Deutschland bisher vor allem zum Lindern von Rückenschmerzen. Es ist hier noch nicht sehr bekannt und mir liegen keine seriösen Informationen zu Nebenwirkungen auf das Ungeborene vor. Diese Möglichkeit kannst du mit deiner Hebamme besprechen.

Die angesprochenen Heilweisen lindern möglicherweise nicht nur Schmerzen, sondern federn auch viele Komplikationen, die vor, während oder nach der Geburt auftreten können, ab. Sie besitzen nicht das Potenzial möglicher Nebenwirkungen für Mutter und Kind schulmedizinischer Medikamente und stören nicht die natürlichen Hormonausschüttungen unter der Geburt. Alle in diesem Buch aufgeführten Empfehlungen entstammen dem Erfahrungswissen vieler Frauen und können das Gespräch mit einer Hebamme bereichern.

Die Wehentätigkeit steht nach Aussagen von Fachleuten im Zusammenhang mit dem sozialen Geschehen rund um die Geburt. Daher beginnt die Vorarbeit auf eine gute, spontane Geburt schon am Anfang der Schwangerschaft. Frauen bekommen im entspannten und gelassenen Zustand ihre Kinder leichter. Dies zu erreichen ist das Ziel jeder auf Vertrauen und guter Zusammenarbeit beruhenden Begleitung in der Schwangerschaft und Geburtsvorbereitung.

Wenn Sie sich frei bewegen und ihre Position nach Bedürfnis ändern können, wenn Wehenpausen respektiert werden als ein wichtiges Signal des Körpers, kommt es zu weniger Schmerzen, kürzeren Geburtszeiten, weniger Komplikationen, weniger Notlagen und daher weniger medizinischen Eingriffen.
www.GreenBirth.de

Den eigenen Weg mit dem Geburtsschmerz finden

Viele Frauen beschreiben die Geburt als eine Arbeit oder eine Bergbesteigung. So individuell, wie eine Bergtour, sind auch Grenzerfahrungen der Geburt. Jede Geburt wird ihre eigenen Herausforderungen mit sich bringen und andere Wege der Bewältigung fordern. Auf den Geburtsschmerz bist du vorbereitet, er steigt langsam an und er wird von einem bisher nicht gekanntem, seelischen Ausnahmezustand begleitet.

Die ersten Stunden Wehen werden meistens nicht als schmerzhaft, sondern eher "drückend" empfunden. Reguläre Geburten sind wenige Stunden richtig schmerzhaft. Wehenpausen dauern bis zum Schluss 1 bis 2 Minuten und sind völlig schmerzfrei. Die Geburtsberichte zeigen, dass außerklinische Geburten als hart aber schaffbar empfunden werden. Panik kommt in aller Regel nicht auf.

Sicherheit in der außerklinischen Geburt

Viele nationale und internationale Studien beweisen, dass eine außerklinische Geburt genauso sicher, wie die Geburt in einem Krankenhaus ist. Voraussetzung dafür ist, dass die Schwangere regelmäßig untersucht wurde, ein Mutterpass geführt wurde und eine normale Schwangerschaft erleben durfte. Die vermeintlich höhere Sicherheit im Krankenhaus durch OP-Saal und Intensivstation werden durch die zusätzlichen Risiken eines Krankenhauses wieder wettgemacht. Es spielen vor allem risikobehaftete Eingriffe (eine Übersicht invasiver Eingriffe findest du im Anhang) und damit verbundene Störungen des natürlichen Geburtsablaufs eine Rolle. Darüber hinaus ist Stress für Mutter und Kind in jeglicher Form kein Luxus-Problem, sondern kann zu ernsten Schwierigkeiten führen. Schließlich ist die hygienische Situation für Neugeborene und frischentbundene Frauen, in Krankenhäusern allein durch das Vorhanden-

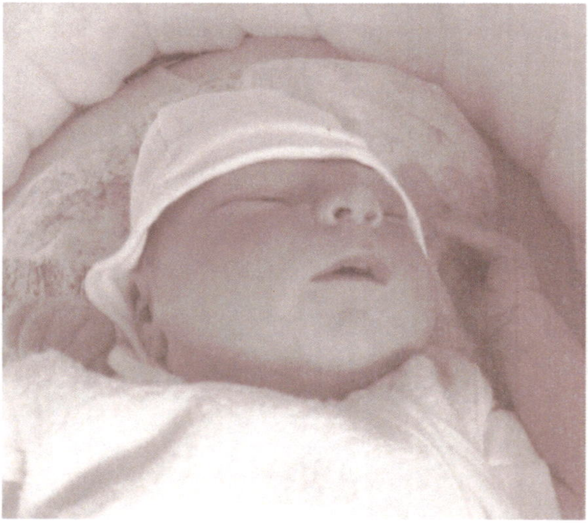

sein resistenter Keime bedenklich. Insbesondere kaiserschnittentbundene Kinder sind hier zusätzlich gefährdet, aber auch spontan geborene, neugeborene Säuglinge entwickeln in Krankenhäusern häufiger Infektionen, die im weiteren Verlauf gefährlich werden können.

Empfehlung der WHO: Geburt ist keine Krankheit

1. Die gesamte Öffentlichkeit sollte über die verschiedenen Verfahren der Geburtshilfe informiert sein, damit es jeder Frau möglich ist, die für sie richtige Art und Weise der Geburtshilfe zu finden.

2. Die Ausbildung der Hebammen und aller Berufsgruppen, die die Frau und das Kind rund um die Geburt betreuen, müssen gefördert werden. Die Betreuung einer normalen Schwangerschaft, bei der Geburt und im Wochenbett gehört zum Aufgabenbereich der Hebammen und der angrenzenden Berufe.

3. Alle Krankenhäuser sollten den schwangeren Frauen Informationen über die von ihnen praktizierte Geburtshilfe (z.B. die Höhe ihrer Kaiserschnittrate) frei zugänglich machen.

4. Es gibt keinerlei Rechtfertigung für eine Kaiserschnittrate über 10-15%.

5. Einmal Kaiserschnitt muss nicht für alle folgenden Geburten auch Kaiserschnitt bedeuten. Nach einer solchen Operation, bei der die Gebärmutter an einer tiefliegenden Stelle geöffnet wurde, kann eine vaginale Entbindung angestrebt werden, wenn im Notfall schnell ein Eingriff durchgeführt werden kann.

6. Es gibt keine Beweise dafür, dass routinemäßige elektronische Dauerüberwachung der kindlichen Herztöne einen positiven Einfluss auf den Ausgang der Geburt hat.

7. Für eine Rasur der Schamhaare oder einen Einlauf vor der Geburt besteht kein Anlass.

8. Während der Wehentätigkeit sollten schwangere Frauen nicht auf dem Rücken liegen. Sie sollten angeregt werden, während der Wehen herumzulaufen und sich frei zu entscheiden, in welcher Position sie gebären möchten.

9. Routinemäßige Dammschnitte sind nicht zu rechtfertigen.

10. Geburtseinleitungen sollte nicht aus Bequemlichkeit stattfinden. Verabreichung von Wehenmitteln sollte nur nach strenger medizinischer Indikation erfolgen.

11. Schmerzstillende und betäubende Medikamente sollten nicht routinemäßig, sondern nur zur Behandlung oder Verhütung einer Geburtskomplikation eingesetzt werden.

12. Für eine frühzeitige Eröffnung der Fruchtblase als Routineeingriff gibt es keine wissenschaftliche Begründung.

13. Das gesunde Neugeborene gehört zu seiner Mutter, wenn es der Zustand von beiden erlaubt. Die Beobachtung des Kindes rechtfertigt nicht die Trennung von der Mutter.

14. Nach der Geburt sollte der Mutter möglichst bald Gelegenheit zum Stillen gegeben werden.

15. Geburtshilfliche Einrichtungen, die mit dem Einsatz von Technik kritisch umgehen und emotionale, psychische und soziale Aspekte in den Vordergrund stellen, sollten bekannt gemacht werden. Diese Projekte sollten gefördert werden, um als Modelle für andere geburtshilfliche Einrichtungen zu dienen und die Einstellung zur Geburtshilfe in der Öffentlichkeit zu verändern.

16. Regierungen sollten über die Schaffung von Bestimmungen nachdenken, die den Einsatz neuer Geburtstechnologien nur nach angemessener Prüfung erlauben.

Bereits im April 1985 veröffentlichte die WHO den Bericht „Appropriate Technology for Birth“ veröffentlicht, aus dem diese Empfehlungen entnommen sind. Heute sind diese Empfehlungen leider aktueller denn je.

Die WHO bewertet 70-80% aller Geburten als „normal“. Ihre Definition dafür lautet: „Spontaner Geburtsbeginn bei niedrigem Ausgangsrisiko und gleich bleibend wenig Auffälligkeiten während des Geburtsverlaufes. Das Neugeborene wird aus Schädellage spontan mit einem Gestationsalter von 37 bis 42 vollendeten Wochen geboren. Post partum (Anmerkung: nach der Geburt) befinden sich Mutter und Kind in gutem Allgemeinzustand“.

Liegt ein "niedriges Ausgangsrisiko" vor, so kann fast immer eine außerklinische Geburt angestrebt werden.

Darüber hinaus kritisiert die WHO, dass die überwiegende Zahl der Interventionen, ca. 90% ohne wissenschaftlich abgesicherte Basis durchgeführt wird. Eine Übersicht der Interventionen beziehungsweise invasiven Eingriffe befindet sich im Anhang.

Unnötige Eingriffe jedoch erhöhen das Risiko für die Mutter und vor allem das Kind. Insofern sind Eingriffe, die nicht medizinisch gerechtfertigt werden können, ein Risikofaktor. Demgegenüber stehen die, laut WHO 20-30% der Geburten, bei denen irgendein Eingriff notwendig ist oder die Wahrscheinlichkeit einer Notwendigkeit hoch ist. Auch die allermeisten dieser Eingriffe lassen sich von Hebammen zu Hause durchführen. Um jedoch möglichst alle Unwägbarkeiten auszuschließen, können nicht alle Geburten daheim begonnen werden, manche müssen auch in einer Klinik beendet werden.

Ungefähr 2% der Geburten finden außerklinisch statt. Von diesen geplanten Hausgeburten oder Geburtshausgeburten können 87% auch zu Hause oder im Geburtshaus beendet werden. 13% der Frauen werden während der Wehen in ein Krankenhaus verlegt. In aller Regel in Ruhe und im Privatauto, ohne, dass ein Notfall vorliegen würde. Bei nur ca. 3% der außerklinisch begonnenen Geburten wird später ein Kaiserschnitt notwendig. Der Bericht der Gesellschaft für Qualitätssicherung in der außerklinischen Geburtshilfe e.V., kurz QUAG (siehe auch Glossar) zeigt, dass genauso wenige Kinder zu Hause wie im Krankenhaus versterben. Auch die Müttersterblichkeit ist ähnlich niedrig. Eine außerklinische Geburt ist daher in dieser Hinsicht trotz fehlendem OP nicht unsicherer. Dieser Meinung schließen sich auch Studienauswertungen der WHO an.

Risiken einer von außen gesteuerten Geburt

Sobald von außen in einen Geburtsverlauf eingegriffen wird, gehen zusätzliche Risiken damit einher. Viel zu oft werden Geburten medikamentös beschleunigt oder angeregt. Selten, aber bei weitem nicht immer, gibt es plausible medizinische Gründe hierfür. Technisch kontrollierbarer wird eine Geburt durch die ständige Überwachung der Herztöne und die Gabe wehenfördernder Medikamente. Ist etwas rational zugänglicher, so macht es uns weniger Angst und erweckt den Anschein höherer Sicherheit. Geburten werden jedoch nie völlig kontrollierbar sein. So lange unser Bewusstsein lebendig ist, werden sich Geburten unserer Kontrolle entziehen.

Die Idee, wir könnten Geburtsprozesse besser erzeugen, regulieren und steuern als die Natur, ist eine gefährliche

Anmaßung. Normale Geburtsverläufe, bei denen es „kontrolliert“ zu gefährlichen Reaktionen von Mutter oder Kind mit anschließendem Kaiserschnitt kommt, zeigen die Gefahren dieser fatalen Entwicklung.

Ein häufiger Eingriff ist die Gabe von synthetisch erzeugtem Oxytocin, dem wehenförderndem Hormon. Wehenfördernde Medikamente sind synthetische Hormone, die bewirken, dass sich der Gebärmuttermuskel zusammen zieht. Allerdings nicht nur der Gebärmuttermuskel der Frau. Es gibt Hinweise, darüber, dass sich auch der Gebärmuttermuskel eines ungeborenen Mädchens schmerzhaft zusammenzieht.

Seine Gebärmutter erreicht unter der hormonellen Einwirkung die Größe der Gebärmutter eines siebenjährigen Mädchens, bevor sie sich dann wieder verkleinert. Auch „nachgeburtlich krampfartige Reaktionen“ können nach Angaben des Herstellers bei dem synthetischen Hormon Syntocinon auftreten. (Quelle: www.GreenBirth.de)

Durch synthetische Hormone wird der körpereigenen Hormonentwicklung vorgegriffen. Daher ist auch die Bildung von Botenstoffen und Endorphinen eine andere. Die Schmerzen, von zum Beispiel künstlich erzeugten Wehen, werden häufig stärker erlebt und in der Folge oft medikamentös betäubt (s. Glossar unter "Interventionsspirale").

Wird eine Periduralanästesie (PDA) verabreicht, reichen die späteren Presswehen oft nicht mehr aus. Dem ungeborenen Kind fehlen die muskulären Reize der Mutter und die Geburt muss dann mit einem operativen Eingriff beendet werden. Dies ist nicht nur für Mutter und Kind sehr unangenehm, sondern birgt eigene Gefahren in sich. Insbesondere muss das Kind häufig am empfindlichen Kopf durch den Geburtsweg gezogen werden.

Diese extreme Überdehnung der Kopfwirbel wird für Blockaden der Wirbelkörper und im schlimmsten Fall für neurologische Schäden oder den Tod des Kindes durch Schock und Atemprobleme verantwortlich gemacht. Die PDA ist, wenn überhaupt, nur ein Segen für die Mutter. Die Folgen für das Kind werden zu wenig betrachtet.

Alle wirksamen Medikamente haben Nebenwirkungen. Die Nebenwirkungen bei ungeborenen Kindern sind sehr schwer oder gar nicht zu untersuchen. Jeglicher Eingriff in die Prozesse der Geburt, die in Bezug auf die Folgen längst nicht alle untersucht sind, sollte gut überlegt sein und sorgfältig abgewogen werden. Kaiserschnittraten moderner Krankenhäuser legen die Vermutung nahe, dass dies nicht immer der Fall war.

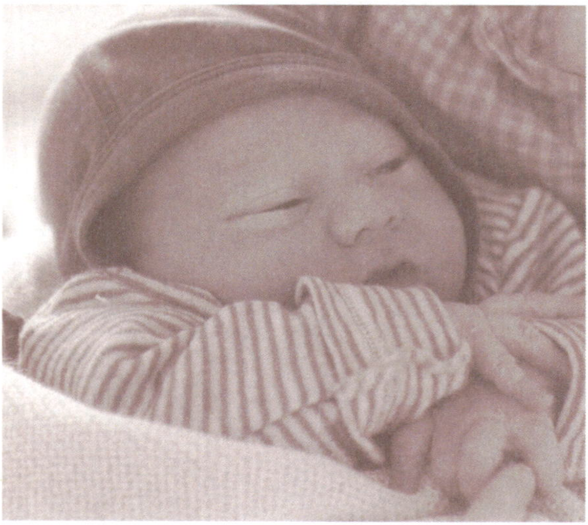

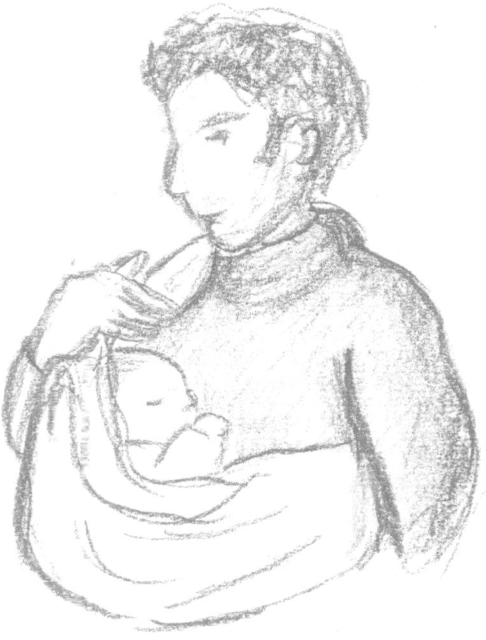

Die Geburtshausgeburt

Die Geburt im Geburtshaus unterscheidet sich wesentlich von einer Krankenhausgeburt. Die werdenden Eltern lernen die Räumlichkeiten und die Hebammen meistens schon bis zur 25. Schwangerschaftswoche kennen. Oft betreuen die Hebammen des Geburtshauses die Schwangere schon seit dem ersten Schwangerschaftsdrittel. Sie begleiten sie bei den ‚Auf und Abs', in ihrem Glücklichsein und in den Tränen dieser bewegten Zeit und lernen die ganze Familie gut kennen und einzuschätzen.

Auch viele Frauen, die eine Geburt im Krankenhaus planen, lassen sich von den Geburtshaushebammen betreuen. Manchmal steht die Wahl des Geburtsortes auch erst am Ende der Schwangerschaft an. Oftmals werden eine Vielzahl geburtsvorbereitender Kurse oder eine Elternschule angeboten. Auch für die Zeit nach der Geburt bieten die meisten Geburtshäuser Stilltreffs, Kurse oder einfach Erfahrungsaustausch an. Geburtshäuser sind Zentren, an denen sich Fachleute und Eltern zur natürlichen Geburt austauschen.

Geburtshäuser haben wunderschöne Räume, in denen Vorsorge, Gespräche und Kurse stattfinden. Außerdem ein oder zwei Gebärzimmer, die immer für Geburten bereitstehen. Häufig ist dem Geburtshaus auch eine Frauenarztpraxis angeschlossen, deren Arzt oder Ärztin regelmäßig zu Geburten im Geburtshaus gerufen werden und zu der daher auch ein enger Austausch besteht. Jedoch bleiben Ärzte, wenn sie dazugerufen werden, im Hintergrund.

Die Leitung der Geburt obliegt jedoch, und dazu sind sie ausgebildet, den Hebammen. Die Schwangere weiß, wer bei der Geburt dabei sein wird. Sie bespricht beispielsweise ihre Einstellung zur Überwachung des Ungeborenen mittels CTG oder eine geplante Wassergeburt mit ihrer Hebamme. Die Hebamme steckt den Rahmen der Untersuchungen ab, die sie für notwendig hält und auch die werdende Mutter kann sich in Ruhe eine Meinung bilden. Die Hebamme wiederum kennt den Körper und die Seele ihrer Schwangeren gut genug, um sie bei der Entscheidungsfindung für oder gegen eine Geburt im Geburtshaus zu unterstützen.

Betreuung der schwangeren Frau im Geburtshaus

Während der Schwangerschaft werden der Schwangeren Vorsorgeuntersuchungen angeboten, die sie anfangs etwa alle vier bis sechs Wochen, in der fortgeschrittenen Schwangerschaft häufiger, wahrnehmen kann. Diese Vorsorgeuntersuchungen sind Kassenleistungen und können entweder von der Frauenärztin oder einer niedergelassenen Hebamme (zum Beispiel im Geburtshaus oder zu Hause) vorgenommen werden.

Dabei versucht die Hebamme herauszufinden, wie es der betreuten Frau geht, ob sie Sorgen oder Ängste hat. Körperliche Beschwerden haben ja ihren Ursprung in seelischen Zuständen. Durch die Gespräche mit ihrer Hebamme lernt die Frau ihren Körper und den des Kindes besser kennen und einzuschätzen, was für eine natürliche Geburt wichtige Impulse setzt.

Liegen keine besonderen medizinischen Risiken vor, wird im allgemeinen der Blutdruck gemessen, der Urin untersucht, der Zustand der Gebärmutter und des Kindes beurteilt und eventuell der Muttermund untersucht. Darüber hinaus gibt es einige Bluttests und weitere Untersuchungen, die den regelrechten Verlauf der Schwangerschaft bestätigen.

Alle diese Untersuchungen können im Geburtshaus bei einer normalen Schwangerschaft durchgeführt werden. Die drei Ultraschallscreenings müssen jedoch im Krankenhaus oder bei einer Frauenärztin vorgenommen werden, falls die Frau diese wünscht. Sollten weitere Untersuchungen anstehen oder Fragen der Pränataldiagnostik offen sein, wird die Hebamme sie beraten und an einen Spezialisten verweisen.

Ablauf einer Geburt im Geburtshaus

Ist die Entscheidung für eine Geburt im Geburtshaus getroffen, stellt sich auch die Frage nach den Kosten. Derzeit gibt es nur wenige Krankenkassen, die die Kosten für die Rufbereitschaft der Hebammen erstatten. Diese Rufbereitschaftspauschale fällt unterschiedlich hoch aus und ist notwendig, da sich die Hebamme oder das Team vor der Geburt zu jeder Zeit erreichbar ist. In der Regel zwei Wochen vor und nach dem errechneten Geburtstermin sind die Hebammen Tag und Nacht per Piepser oder Handy erreichbar und können innerhalb kurzer Zeit im Geburtshaus oder im Haus der Schwangeren sein.

Alle weiteren Kosten der Geburt, der Schwangerschaft und des Wochenbetts tragen die Krankenkassen. Allerdings müssen Wunschleistungen, wie zusätzliche Ultraschalle ohne Indikation oder besondere Tests in der Schwangerschaft selbst getragen werden. Durch die Geburtshausgeburt entstehen jedoch im Vergleich zur Krankenhausgeburt keine höheren Kosten für die Familie. Einzig die Rufbereitschaftspauschale belastet die Familienkasse.

In den Wochen und Tagen vor der Geburt sehen sich die Hochschwangere und die Hebamme häufig für kurze Checks oder längere Gespräche. So verwundert es nicht, dass die Hebamme oft ganz gut einschätzen kann, wann die Geburt in etwa beginnen wird und die Frau so schon etwas darauf eingestellt ist. Hat die Frau das Gefühl, dass die Geburt begonnen hat, wird sie ihre Hebamme informieren. Je nachdem treffen sich dann gleich alle im Geburtshaus oder warten noch etwas Zeit zu Hause ab. Der Partner und eventuell die Freundin oder Doula machen sich auf den Weg und manchmal ist noch während leichter Wehen Zeit für einen gemeinsamen Tee.

Die Gebärende kann sich mit der Atmosphäre vertraut machen und wenn sie möchte ein Bad nehmen. Die leitende Hebamme, die werdenden Eltern und das ungeborene Kind kommen in der Situation an. Irgendwann benötigen die Wehen die ganze Aufmerksamkeit und Konzentration der Gebärenden. Sie kann sich nun in die liebevollen Hände ihres Partners und ihrer Hebamme fallen lassen. In der meditativen, angstfreien Athmosphäre spürt die gebärende Frau intuitiv, was sie und das mit ihr arbeitende Kind, gerade brauchen.

Die Geburtsarbeit bewältigen

Konzentriert tönend verbindet sich die Mutter mit ihrem Körper. Es beginnt die zeitlose Phase der Geburt, in der sich Wahrnehmungen verändern und kleine Dinge ganz wichtig werden. Jede Wehe kommt wie eine Welle, baut sich auf, erzeugt ungeahnte Kräfte auf ihrem Höhepunkt und ebbt wieder ab. Mutter und Kind verbinden sich zu ihrem eigenen Rhythmus. In den Wehenpausen gibt es keine Schmerzen, nur durchatmen. Das Kind wird in den Pausen versuchen sich weiterzuarbeiten oder seinen kleinen Körper in die gerade optimale Position zu drehen.

Es kommt die Zeit der Verzweiflung. Des Zurückblickens auf neun Monate Schwangerschaft, die jetzt vorbei sind. Jetzt gilt es, die trennende Grenze zu durchschreiten, sich auf eine unbeschreibliche Grenzerfahrung einzulassen. Wir können nur erahnen, wie Kinder den Moment erleben, in dem sie sich mit aller Kraft durch die Öffnung des Muttermundes aus ihrer schützenden Höhle herausbewegen. Oft zeigt sich bei der Geburt bereits das Temperament des Kindes.

Die Hebamme kann der Gebärenden keine Krise abnehmen. Sie wird sie jedoch dabei unterstützen, ihr geeignete Positionen zeigen und Mut machen. Manche Gebärende sucht körperlichen Halt und schöne Musik, eine andere kann die Wehen im ruhigen Zimmer und alleine besser bearbeiten. Irgendwann ändert sich die Stimmung der Mutter leicht, in der Wahrnehmung der Mutter oft recht überraschend, und ein befreiendes Pressen ergreift den Körper. Das Kind hat die Hürde genommen und die Mutter entwickelt neue Kräfte, um die Übergangsphase ganz zu überwinden.

Die leitende Hebamme, oftmals ist im Hintergrund noch eine Assistenz anwesend, ist nun nur für die werdende Familie da. Sie sieht, wie die Mutter einen Schritt nach dem anderen macht, um ihr Kind zu gebären. Sie hat viel Wissen angesammelt, um kritische Verläufe rechtzeitig zu erkennen.

Schreitet die Geburt gut voran, das ist bei 80 bis 90 Frauen von Hundert der Fall, wird das Baby im Geburtshaus das Licht der Welt erblicken. Nach anstrengender, schwerer und schmerzhafter Arbeit ist plötzlich ein Kind da. Es ist noch ganz schlaff und bläulich. Es braucht auch eine kurze Pause auf der Brust der Mutter, wird dort sofort zugedeckt und abgerubbelt. Nach kurzer Zeit wird es aktiver, schreit meistens und fängt an zu atmen.

Die junge Familie kann sich in ein großes Bett kuscheln und von den Anstrengungen erholen. Das Neugeborene darf jetzt erst einmal an der Brust saugen, bevor es abgenabelt und später untersucht wird. Direkt nach der Geburt stellt das Stillen fast nie ein Problem dar. Mit der liebevollen und geduldigen Anleitung der Hebamme können die Eltern sehen, wie entschlossen ihr Kind die ersten Schlücke in sich aufnimmt.

Nach zwei oder drei Stunden schläft das Baby häufig satt und zufrieden und ein stolzer, frischgebackener Vater kann seine Familie

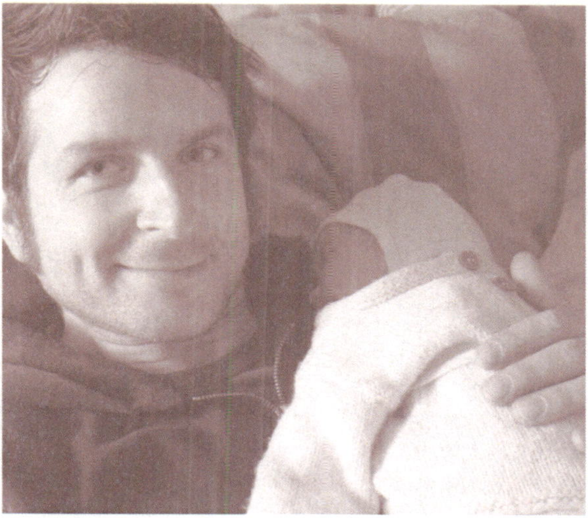

dann nach Hause bringen. In manchen Geburthäusern kann die Familie auch noch bis zum nächsten morgen bleiben. Häufig fühlt sich die Mutter jedoch sehr aufgewühlt und fit, und wünscht sich ihr eigenes Bett.

Noch im Geburtshaus wird die Hebamme die Mutter und das Neugeborene gründlich untersuchen. Gibt es keine größeren Komplikationen, so spricht nichts gegen die Heimfahrt.

Zu Hause

Die meisten Mütter fühlen sich nach einer Hausgeburt unerwartet fit und im Stande, Bäume auszureißen. Viele fühlen sich regelrecht entrückt. Die Erlebnisse der Geburt sind noch ganz frisch. Dieses unglaublich kleine Kind schlummert friedlich.

Die Hebamme wird noch einmal am gleichen Tag und dann die ersten zehn Tage lang jeden Tag mindestens einmal bei ihr vorbeischauen. Sie wird kontrollieren, ob sie den Säugling richtig anlegt und der gut trinkt.

Die Hebamme wird wunde Brustwarzen und ausheilende Geburtsverletzungen pflegen und den Vater motivieren, doch einfach mal den Pizzaservice zu rufen. Sie wird die Rückbildung und den Kreislauf beobachten und im Zweifel lieber zweimal am Tag kommen. Und sie wird das Neugeborene und die frischentbundene Frau täglich sorgfältig untersuchen und beobachten. Sie wird alle Unklarheiten noch am gleichen Tag mit der Mutter besprechen. Sie ist zu jeder Zeit telefonisch erreichbar.

Durch die intensive Nachsorge der ihr schon gut bekannten Familie und Geburtssituation, kann die Hebamme die Eltern beruhigen und dem Kind zu einem ungetrübten Start verhelfen. Die Mutter und das Kind können sich ganz entspannt kennenlernen. Beide werden in Ruhe gelassen und sind in ihrer vertrauten Umgebung. Mutter, Vater und Geschwister können das ‚Butzelchen' anfassen, ihm zuschauen und gleich am neuen Leben teilhaben.

Eine Geburt im Geburtshaus AnderWelt

Die Anwesenheit des Menschen, der mir am nächsten steht, dazu eine kompetente, warmherzige Hebamme, die mir immer wieder gut zusprach, das wirkte besser als jedes Schmerzmittel.

Josefine mit Alix

‚Heute kommt das Kind bestimmt nicht mehr', sagte ich nachmittags um kurz nach vier Uhr am Telefon zu meiner Freundin. Zwar wäre es allmählich an der Zeit gewesen, der Geburtstermin war seit neun Tagen verstrichen, aber die leichten Wehen am Morgen und am frühen Nachmittag hatten zu meinem Unmut von allein wieder aufgehört. Und so dachte ich mir nicht allzu viel dabei, als mein Bauch wieder hart wurde, kaum dass ich den Hörer aufgelegt hatte. Außerdem waren die Wehen nicht regelmäßig,

mal dauerten die Abstände drei Minuten, dann wieder ließ die nächste Wehe zwanzig Minuten auf sich warten, so dass ich zwischenzeitlich die Hoffnung auf eine baldige Geburt schon wieder aufgegeben hatte.

Als mein Mann von der Arbeit kam, betrachtete er mich etwas nachdenklich, wie ich auf dem Bettrand saß und eine Wehe veratmete. ‚Willst du nicht langsam mal Marina anrufen?'

Das hielt ich eigentlich noch nicht für erforderlich, denn schließlich sollte es doch erst an der Zeit sein, die Hebamme zu rufen, wenn die Wehen regelmäßig alle zehn Minuten kommen. Und wirklich weh tun. Das einzig Regelmäßige hier waren die Blicke meines Mannes. Und so beobachtete ich zusammen mit meinem Sohn das Eichhörnchen im Garten (und musste mich an der Fensterbank abstützen), las ein Pixibuch vor (und atmete dabei sehr konzentriert), räumte ein paar Babysachen in die Tasche (und drückte die Hand meines Mannes), sah das Eichhörnchen zur Eiche herüberturnen (und riss auf dem Weg zum Fenster beinahe meinen Mann zu Boden, an dem ich mich hastig festklammerte, weil mich eine ziemlich heftige Wehe nach nur eineinhalb Minuten völlig unplanmäßig überraschte).

‚Vielleicht solltest du doch Marina anrufen?' Wir mussten lachen.

Warum wir ins Geburtshaus wollten

Ich lernte Marina kennen, als meine Schwangerschaftsübelkeit sich Akupunktur, Ingwertee und Druckpunkt-Armband hartnäckig widersetzte und meine Hebamme mir eine Kollegin empfahl, die mit Ohr-Energetik arbeite. Zunächst war ich noch etwas misstrauisch, wenn Nadeln nicht helfen, dann wohl auch keine Ohrmassage, doch schon bald schätzte ich die wunderbare Wirkung von Marinas Ohr-Akupressur. Nach wenigen Behandlungen gehörte die Übelkeit der Vergangenheit an und ich fühlte mich insgesamt wohler und hatte mehr Energie. Marina war mir vom ersten Besuch an sympathisch. Mein Mann fragte neugierig, was wir machen würden, er höre uns ständig lachen. Ich dachte: ‚Mit ihr das Kind zur Welt bringen, das wär's.' Schon bei der Geburt meines Sohnes erschien es mir nicht richtig, einen so intimen Moment mit mir unbekannten Menschen zu teilen.

Dann erzählte Marina von ihrem langjährigen Traum, einen Ort zu schaffen, an dem Frauen ihre Kinder in Würde und Achtsamkeit gebären können und der nun mit der AnderWelt Wirklichkeit geworden war. Ich war fasziniert, schließlich nagte an mir ein Geburtserlebnis ganz andere Art. Meinen Sohn hatte ich drei Jahre zuvor nach 24 Stunden Wehen in der Klinik zur Welt gebracht, Schmerzmittel und gegen meinen Wunsch eine PDA bekommen und einen Dammschnitt über mich ergehen lassen müssen. Ich hatte den Eindruck, in eine medizinische Maschinerie geraten und zu einem Fall geworden zu sein, der nun nach einem bestimmten Schema abgearbeitet wurde. Am Tag der Geburt wurde ich von insgesamt acht verschiedenen Personen untersucht und behandelt. Ich fühlte mich maßlos an Körper und Seele verletzt.

Als die Krankenschwester am nächsten Morgen die Tür aufriss und ihrer Kollegin beim Schichtwechsel mit Fingerzeig auf mich mitteilte, das sei eine ganz normale Geburt gewesen, wäre ich am liebsten aus dem Bett gesprungen und hätte wenig nette Dinge gesagt, wenn ich denn hätte aufstehen können.

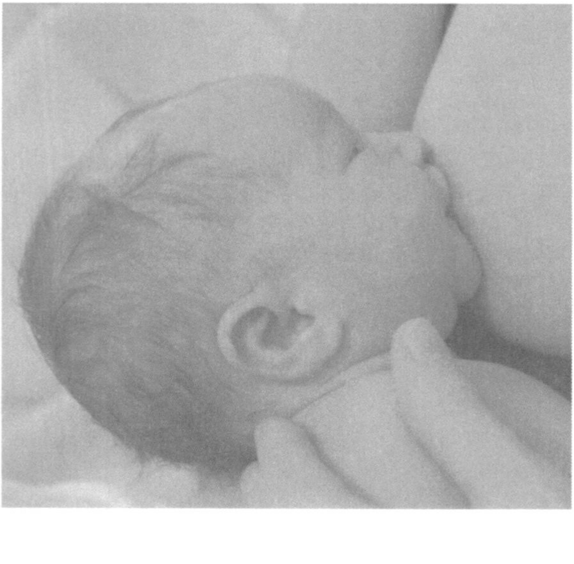

Wenn das eine normale Geburt gewesen war, wollte ich keine zweite erleben. Nun wollten wir es nicht bei einem Einzelkind belassen, vielmehr hatten wir uns schon immer eine Familie mit mehreren Kindern gewünscht. Zehn Monate Schwangerschaft sind lang und zumindest am Anfang kann man die Tatsache, dass das Kind den Bauch irgendwann verlassen muss, erfolgreich verdrängen. Und nun sollte es bald wieder so weit sein! Ich fragte mich, wie um Himmels Willen ich mich wieder in so eine Situation bringen konnte.

Marina sagte, ich solle mich fragen, was ich für diese Geburt wolle und wo ich das bekäme. Ich wusste viel eher, was ich nicht wollte, aber Marinas begeisterte Schilderungen der AnderWelt waren auf fruchtbaren Boden gefallen. Würde und Achtsamkeit, das Kind gebären, statt entbunden zu werden. Das wollte ich auch!

Infoabend in der AnderWelt

Die Atmosphäre dieses besonderen Ortes beeindruckte uns sehr. Keine Spur klinisch steril, sondern ein wohnliches Haus, das den Besucher mit warmen Farben und zweckmäßiger, liebevoll gestalteter Einrichtung empfängt. Wir saßen zusammen mit anderen Interessierten oben in der Küche und hörten Ulrike und Marina mit wachsendem Erstaunen zu. Zwar war uns das Konzept der AnderWelt durch Marinas Besuche im Wesentlichen bereits bekannt, doch dann sagte sie: ‚Hier oben in der Küche feiern wir dann die Geburt des Kindes, denn das ist der Geburtstag.' Geburtstag feiern, wenn ich nicht mal mit dem Kopf nicken kann, ohne dass mir schwindelig wird?! In den Tagen nach der Geburt meines Sohnes hatte ich mich angesichts der vielen Gratulationen gefragt, ob zumindest auf meiner Seite ‚Gute Besserung' nicht ebenso angebracht sei wie ‚Herzlichen Glückwunsch'.

Das als Wellness-Oase bezeichnete Badezimmer war wunderschön anzusehen mit dem Himmel über der großen Wanne, mit den Grünpflanzen und den Lichtern überall. Doch mir war klar, wenn ich jemals in dieser Wanne liegen würde, dann mit Wehen, zu de-

nen meiner Erfahrung nach Wellness ungefähr so gut passt wie die Kuh zum Segelfliegen. War das alles hier etwa nur ein Zuckerstückchen, das eine bitter schmeckende Medizin etwas erträglicher machen sollte? Ich beneidete eine Schwangere, die ihr erstes Kind erwartete, ganz locker und entspannt an die Sache heranging und sich im Geiste schon in der Badewanne sitzen sah. Auf dem Heimweg hätte ich weinen können.

Zweifel

Das alles klang viel zu schön, um wahr zu sein. Ich stellte Marina viele Fragen, wie zum Beispiel die nach dem Dammschnitt, und bekam geduldig Antwort. Wie erleichtert war ich, als Marina mir mitteilte, dass sie solch eine Schere zwar besitze, aber noch nie benutzt habe und auch nicht vorhabe, dies zu tun. Manchmal gab es auch einen Bericht von einer Geburt (eine Traumgeburt, drei Stunden von der ersten bis zur letzten Wehe), doch statt dass dies meine Zweifel zerstreute, entstand in mir ein Gefühl von Unzulänglichkeit. Warum hatte ich nicht geschafft, was anderen Frauen offenbar so einfach und selbstverständlich gelang? Und wie sollte so eine Geburt in der AnderWelt überhaupt laufen, wenn ich die Schmerzen nicht aushalten konnte und mich nachher zu schlecht fühlte, um aufzustehen?

Schon deshalb hatte ich bisher eher theoretisch mit dem Gedanken gespielt, ins Geburtshaus zu gehen. Es wäre so schön, aber ... Ich konnte mir einfach nicht vorstellen, dass es möglich sein sollte, wenige Stunden nach der Geburt nach Hause zu fahren. Im Krankenhaus kann man im Bett liegen bleiben. - Im Bett liegen kann ich zu Hause auch, außerdem habe ich da meine eigene Dusche, kann essen, was mir schmeckt und muss mich nicht vom Fernsehprogramm meiner Zimmernachbarin berieseln lassen. Aber im Krankenhaus ist immer jemand in der Nähe, der bei Fragen und Problemen helfen kann. - Tatsächlich hatte es im Krankenhaus einmal sieben Stunden gedauert, bis ich wegen meiner Schmerzen eine Ärztin zu sprechen bekam und zu Hause würde Marina nach Bedarf kommen. Im Krankenhaus ist immer ein Arzt in der Nähe, der im Notfall gerufen werden kann. - Die nächste Klinik ist vom Geburtshaus aus in Minutenschnelle zu erreichen. Die Argumente schwirrten in meinem Kopf. Das Problem war, dass ich meinem eigenen Körper nach der ersten Geburt nicht mehr traute.

Marina hingegen schien den Verlauf der Geburt bereits im Voraus zu kennen. Als ich ihr von meinen Zweifeln und Ängsten berichtete, sagte sie, dieses Mal würde es ganz anders, schließlich sei es ein anderes Kind und ein anderer Geburtsort. Es würde etwa so ablaufen: ‚Du rufst mich an, sagst, du hast Wehen. Ich komme zu euch nach Hause, untersuche dich. Dann sage ich, jetzt wird es Zeit, ins Geburtshaus zu fahren und kurze Zeit später ist das Kind da.‘ Es beeindruckte mich sehr, dass Marina eine Geburt als etwas Heiliges bezeichnete, in das man so wenig wie möglich eingreifen solle. So eine Geburt hatte ich mir immer gewünscht, aber für absolut unwahrscheinlich gehalten.

Trotz meiner Zweifel war die AnderWelt der einzig akzeptable Ort für mich, um mein Kind zur Welt zu bringen. Zusätzliche Sicherheit gab mir die Studie der Qualitätsanalyse, in der die außerklinische Geburt durchweg gute Noten bekommt (siehe auch Glossar: unter „quag“ . Mein Mann war längst überzeugt, hatte aber noch auf

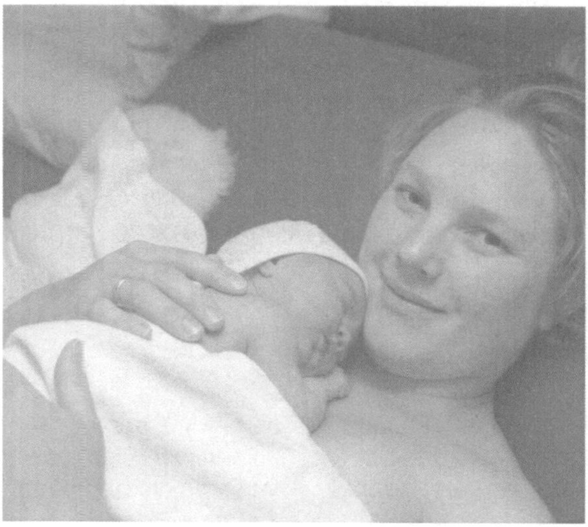

mein Okay gewartet, da er mir die letztendliche Entscheidung überlassen wollte. Eine bessere Betreuung als in der AnderWelt konnte ich mir nicht vorstellen.

,Vielleicht nicht mehr heute, aber morgen ganz bestimmt',
sagte Marina. Eine dreiviertel Stunde nach dem Telefonat war sie zu uns nach Hause gekommen, hatte ein CTG geschrieben und mich untersucht. Kein Zweifel, nun wollte unser Kind zur Welt kommen. Die Wehen wurden kräftiger, mein Mann rief seine Mutter an, die auf unseren Sohn aufpassen wollte und Marina fuhr vor ins Geburtshaus, um alles vorzubereiten. Ich verstand die ausbrechende Eile nicht ganz, hätte gern noch geduscht, doch Marina hatte gemeint, hier würden wir jetzt nicht mehr anfangen, mit Wasser zu plätschern ... Ich hatte die Vorstellung im Kopf, die zweite Geburt dauere etwa halb so lange wie die erste, also hatten wir doch noch gut acht Stunden Zeit ... Zu diesem Zeitpunkt war mir noch nicht klar, dass sich Marinas Prophezeiung erfüllen würde und uns noch knapp eineinhalb Stunden blieben!

Die Oma traf ein, mein Mann warf hastig unsere Sachen ins Auto und dann machten auch wir uns auf den Weg nach Gütersloh. Vor dem Eingang der AnderWelt brannte eine Kerze im großen Windlicht, Marina wartete bereits vor der Tür auf uns. Obwohl meine Wehen mittlerweile eine Stärke erreicht hatten, die mich zu Boden zwang, machte dieser Empfang unheimlich großen Eindruck auf mich. Alles war für uns vorbereitet, im Badezimmer hatte Marina Wasser in die Wanne eingelassen, überall brannten Teelichter, auf dem Tisch standen eine Flasche Wasser und Gläser. Die behagliche Atmosphäre des Zimmers hüllte mich ein wie ein warmer, schützender Mantel. Ich fühlte mich geradezu unglaublich fürsorglich aufgenommen.

Im Wasser konnte ich die Wehen besser aushalten, doch allmählich setzten sie mir wirklich sehr zu, insbesondere, weil ich die Geburt meines Sohnes immer noch im Kopf hatte und damit rechnete, diese wirklich heftigen Wehen noch viele Stunden aus-

halten zu müssen. Marina war mir in dieser Zeit eine große Hilfe. Immer wieder versicherte sie mir, dass die Geburt ganz normal und wunderbar laufe. Das beruhigte auch meinen Mann, der neben der Badewanne saß, meine Hand hielt und mir das Wasserglas reichte. Im Vorfeld hatte er gemeint, er wisse, dass sich der Muttermund zehn Zentimeter weit öffnen müsse und er mir dabei wohl nicht viel helfen könne, aber ich weiß nicht, wie ich es ohne ihn hätte schaffen sollen. Die Anwesenheit des Menschen, der mir am nächsten steht, dazu eine kompetente, warmherzige Hebamme, die mir immer wieder gut zusprach, das wirkte besser als jedes Schmerzmittel.

Marina beobachtete mich genau und konnte den Fortgang der Geburt deshalb ohne weitere Untersuchung einschätzen. Als ich glaubte, die Wehen nicht mehr aushalten zu können, sagte sie, das Kind sei gleich da. Das konnte ich in diesem Moment kaum glauben, denn wir waren gerade erst eine Stunde im Geburtshaus, doch wenige Minuten später konnte ich meine Tochter aus dem Wasser heben. Niemals werde ich den Moment vergessen, in dem ich ihren warmen, lebendigen Körper mit meinen Händen umschloss. Sie schrie kaum, meckerte nur ein wenig und blickte uns aus ihren großen dunklen Augen ernst an.

Geburtstagsfeier in der Küche

Zweieinhalb Stunden später saßen wir in der Küche und feierten Alix' Geburt mit Sekt und Spaghetti mit Tomatensoße. Die Geburt war so verlaufen, wie ich es mir immer gewünscht hatte, es mir aber nicht wirklich vorstellen konnte. Marina meinte gelassen: ‚Ich hab's dir doch gesagt. Bei uns ist so etwas normal.‘

Nach dem Essen legten wir uns noch eine Weile ins Bett. Wir waren so glücklich über unsere gesunde Tochter und mich erfreute ganz besonders der Gedanke, gleich mit meiner Familie nach Hause fahren zu können. Zwar fragte Marina uns, ob wir über Nacht bleiben wollten, doch das war nicht notwendig. Mit Alix war alles in Ordnung und auch mir ging es so gut, dass ich für einen Moment glaubte, zu träumen und gleich mit rundem Bauch wieder aufzuwachen. Ulrike,die zweite Hebamme, meinte, dann hätten wir aber alle den gleichen Traum gehabt, was sie für sehr unwahrscheinlich halte. Ich hatte so gut wie keine Schmerzen und Marina versicherte mir, dass dies auch so bleiben würde. Und so fuhren wir nur sechseinhalb Stunden nach unserem Aufbruch zu Hause wieder zurück, unglaublich bereichert durch dieses neue Menschlein und die Erfahrung, es in Würde und Achtsamkeit zur Welt bringen zu dürfen.

Warum wir uns wieder so entscheiden würden

Würde und Achtsamkeit sind in der AnderWelt keine leeren Phrasen, sondern werden im Umgang mit den Schwangeren gelebt. Hier wollte mich niemand während einer Wehe untersuchen, die freie Wahl der Geburtsposition geschah ganz selbstverständlich und ich konnte sogar selbst bestimmen, wann ich bereit war, mich auf Geburtsverletzungen untersuchen zu lassen.

Das AnderWelt-Team besitzt die Kompetenz, den Dingen bei einer normalen Geburt ihren Lauf zu lassen. Ich hatte nicht den Eindruck, dass etwas mit mir gemacht wird, sondern das Gefühl, dass etwas Großes mit mir geschieht und ich aufmerksam begleitet werde. Unsere Tochter wurde rücksichtsvoll empfangen, sie hatte überhaupt keinen Anlass, wie mein Sohn damals, in höchster Not mit rotem Kopf und geballten Fäustchen zu schreien. Alles verlief so friedlich und normal wie wir es uns immer gewünscht hatten. Solch ein Erlebnis wirkt lange nach. Dieses Mal konnte ich mein Kind wirklich genießen, denn meine Aufmerksamkeit war nicht auf Schmerzen gerichtet und ich musste die Geburt im Geiste nicht immer wieder durchgehen um zu verstehen, was da passiert war. Ganz im Gegenteil. Wenn ich an die Geburt unserer Tochter zurückdenke, überkommt mich ein warmes, angenehmes Gefühl. Ich sehe noch immer das für uns hergerichtete Badezimmer im warmen Kerzenlicht, höre Marinas beruhigende Stimme, spüre die Hand meines Mannes und meine neugeborene Tochter auf der Haut. Die Angst ist verschwunden, weil ich erfahren habe, dass ich aus eigener Kraft ein Kind zur Welt bringen kann.

Die Hausgeburt

Neben der Geburt im Geburtshaus kann eine Hausgeburt ein noch intimeres und schöneres Erlebnis sein. Die Notfallausrüstung ist zu Hause, durch tragbares Gerät der Hausgeburtshebamme, und im Geburtshaus, ähnlich.

Bei einer Hausgeburt kann die gebärende Frau in der gewohnten Umgebung bleiben, die Geburtshelfer kommen als Gäste ins Haus. In den eigenen vier Wänden fühlen sich die meisten Menschen geborgen. Hier ist das Kind wahrscheinlich auch entstanden. Bekannte Räume geben die Möglichkeit, sich jederzeit zurückzuziehen.

Die ‚Familienkeime' sind dem Körper der schwangeren Frau bestens bekannt und stellen so keine besondere Gefahr mehr da. Resistente Keime sind zu Hause nicht vorhanden.

Eine Hausgeburt erfordert ein paar Überlegungen, die Unterstützung und das Wissen der betreuenden Hebamme werden dabei helfen. Es sollte ein gemütliches Gebärzimmer oder Schlafzimmer geben. Wichtig wären ein niedriges Bett oder eine Matratze auf dem Boden, ein bequemer Ort und ein kleiner Tisch für die Hebamme. Ein Badezimmer in der Nähe schadet sicher nicht. Ein Gymnastikball oder ein von der Decke hängenden Tuch können Erleichterung in den Wehen bringen.

Die Matratze oder das Sofa kann mit einer Abdeckplane aus dem Baumarkt geschützt werden, falls die Fruchtblase bei der Geburt dort platzt. Alles, was Entspannung bringt, darf nicht fehlen. Massageöl, Meersalz für ein warmes Bad, ätherische Öle, die zur Stimmung passen und welche, die kreislaufanregend oder wehenfördernd sind. Eine homöopathische Hausapotheke mit insbesondere Arnica montanum, Pulsatilla, Aconitum, Gelsemium, Phytolacca und Bellis perenis und das Wissen, wie man diese anwendet, sollte vorhanden sein. Eine Taschenlampe und eine genaue Uhr sind hilfreich.

Das Geburtszimmer sollte eher dunkel und gemütlich sein. Im dämmrigen Licht fühlen sich gebärende Frauen meist wohler, als im lichtdurchfluteten Raum. Es ist gut, wenn Fenster einen Vorhang haben oder mit einem Tuch verhangen werden können.

Eventuell möchte die Hebamme Kaffee für eine Dammschutzkompresse haben und etwas Obst oder Schokoriegel. Schöne Musik, vielleicht eine spezielle CD für autogenes Training und ein wunderschönes Bild, unter dem dein Kind zur Welt kommen soll, erfreuen die Seelen.

Die Hebamme hat einen großen Einfluss auf die Sicherheit und den Verlauf der Geburt. Du solltest zur Hebamme deiner Wahl vollstes Vertrauen haben können. Daher lohnt es sich bereits im Vorfeld ein paar kritische Fragen zu stellen: Wie viele Geburten hat die Hebamme bereits in der außerklinischen Geburtshilfe begleitet? Besucht sie regelmäßige Fortbildungen zu ihrer Notfallkompetenz und einen Qualitätszirkel? Ist sie von ihrer Persönlichkeit her klar, gelassen und gleichzeitig einfühlsam? Kann sie ihre eigenen Kinder spontan betreuen lassen, um auch wirklich für dich da sein zu können, wenn die Geburt los geht?

Hausgeburtsbetreuung durch die Hebamme Ulrike Heinze, Praxis Kullerbauch

In meiner Praxis wird die außerklinische Geburt bereits in der Schwangerschaft und gemeinsam mit dem Paar vorbereitet. Dazu ist es wichtig, so zeitig wie möglich mit der Hebamme der Wahl in Kontakt zu treten. Mir ist daran gelegen, dass die Frauen zumindest ab einem gewissen Zeitpunkt in meine Schwangerenvorsorge übergehen, wenn sie mit mir eine gemeinsame Geburt planen.

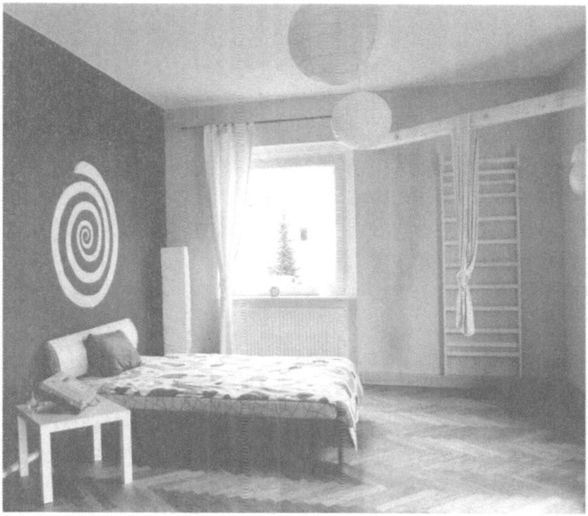

Nicht der Frauenarzt, sondern ich als Hebamme werde die Geburt begleiten. Daher ist es in meiner Praxis notwendig, die Frauen schon lange vor der Geburt kennenzulernen. So kann ich ihre Reaktionen während der Geburt besser einschätzen und schnell intervenieren, falls es mir notwendig erscheint. Bei medizinischen Unstimmigkeiten überlegen wir gemeinsam, welche Spezialisten hinzugezogen werden können.

Nachdem die Schwangerschaft dann ohne ernsthafte Komplikationen fortgeschritten ist, führe ich dann um die 30. Schwangerschaftswoche ein erstes Vorgespräch zur Geburt. Wir rücken das anstehende Ereignis der Geburt ganz bewusst in den Mittelpunkt und besprechen Wünsche und evetuelle Ängste vor der Geburt.

Ein weiteres intensives Vorgespräch findet dann in der 35./36 SSW statt, wo das Paar über den genauen Ablauf der Geburt informiert wird: Alle wichtigen medizinischen Daten werden noch einmal auf ihre Vollständigkeit hin überprüft. Die werdende Familie ist nun schon auf die Geburt eingestellt. Es ist Platz für Fragen zu den Details der Geburt, zu möglichen Eingriffen und Geburtsverläufen. Wir besprechen, wie eine Verlegung ins Krankenhaus bei Komplikationen gestaltet werden könnte und wie die Betreuung dort weitergehen würde.

Dabei ist es mir ein Anliegen, den Eltern meine Möglichkeiten und meinen Kompetenzbereich klar abzustecken. In ungefähr 12% der Geburten werden wir die Geburt nicht zu Hause beenden können, weil Unregelmäßigkeiten aufgetreten sind und eine Verlegung ins Krankenhaus mit dortiger Überwachung der Situation sicherer ist. Wir sprechen darüber, in welchen Fällen wir ohne Hetze in ein Wunschkrankenhaus aufbrechen können. Außerdem besprechen wir mögliche Notsituationen und wie eine schnelle Verlegung ablaufen würde.

Auch Hebammen haben stärkere Hilfsmittel dabei, die sie jedoch nur im Notfall einsetzen werden. Dazu gehören Medikamente und Hilfsmittel, um Blutungen der Mutter stoppen zu können oder den Kreislauf zu stabilisieren.

Selbstverständlich sind auch Sauerstoff, eine NaCl-Lösung und geburtsmedizinische Hilfsmittel an Bord. Tritt ein solcher Notfall ein, ist die Frau oder das Kind anschließend meistens am besten im Krankenhaus aufgehoben. Eine notfallmäßige Verlegung findet in ca. 2-5% der geplanten Hausgeburten statt. Der häufigsten Gründe sind eine Wehenschwäche der Mutter, nachgeburtliche Blutungen oder ein schlechter Apgar-Wert des Neugeborenen.

Im Gespräch über die geplante Geburt erläutere ich außerdem, was im Haus der Gebärenden für die Geburt und für das spätere Wochenbett vorhanden sein sollte. Ab der 37. Schwangerschaftswoche, sobald das ungeborene Kind keine Frühgeburt mehr wäre, bin ich für die Familie in Rufbereitschaft Tag und Nacht erreichbar.

Die Familie wird sich bei mir jedoch nicht erst zur Geburt wieder melden, sondern in aller Regel bei allen Unklarheiten in den Wochen und Tagen vor dem Geburtsbeginn. So kann ich Sorgen der Mutter oder Ängsten vor einer möglichen Komplikation rechtzeitig begegnen. Wir überlegen dann gemeinsam, was getan werden kann.

Die Geburtsbegleitung ist in der Regel eine 1:1 Betreuung, in dem kein Wechsel der Hebammen stattfindet und man sich ja über die lange Zeit gut kennengelernt hat. Das gibt dem Paar Vertrauen und verringert die Angst vor Schmerzen und Ausgeliefertsein.

Ich sehe die Hauptaufgabe einer Hebamme darin, im Vorfeld und auch durch sanfte Hilfen, eine möglichst entspannte Geburt zu ermöglichen. Als Hebamme bleibe ich dann dezent im Hintergrund und bin verfügbar, wenn ich gebraucht werde.
Sanfte Hilfen können das Herausfinden einer geeigneten Atemtechnik und Gebärposition oder die Gabe von homöopathischen Globuli, Akupunktur und Massagen sein. Oftmals ist das wichtigste Werkzeug der Hebamme die Geduld. Mit viel Zeit und Ruhe kann neues Leben respektvoll im eigenen Rhythmus geboren werden.

Wichtig ist mir auch: Die Haltung der Mutter geht vor unserer als Hebamme. Oft wird eine aufrechte Gebärhaltung von der Mutter bevorzugt und von mir ermutigt. Als Hebamme kniee ich dann, auch aus Demut vor dem Geborenwerden, vor der Mutter und helfe ihr, das Kind zu empfangen.

Vaginale Untersuchungen sollten sehr sparsam eingesetzt werden und nur in Absprache mit der Mutter. Insbesondere bei Frühgeburtsbestrebungen können Untersuchungen Keime und Bakterien, ein häufiger Auslöser für Frühgeburten, noch tiefer zur Gebärmutter schieben.

Im besten Fall kann ich der Familie die Sicherheit vermitteln, dass das Kind entspannt und von alleine kommen darf. Wir Hebammen schaffen den Raum dafür. Die gebärende Mutter kann sich so vertrauensvoll in sich selbst versenken und auf die Signale ihres Körpers und des Kindes hören. So wird sie in den Stunden der Geburt viel über sich und das Kind lernen und es behutsam in eine neue Welt geleiten können.

Die ganze Familie wird gestärkt aus der Geburt ihres Kindes hervorgehen.

Ist das Kind geboren kann die Mutter sogleich den Kontakt ihres Kindes aufnehmen. Das ist die Basis einer liebevollen Stillbeziehung. Die Mutter ist nicht durch operative Eingriffe oder Medikamente verwirrt oder geschwächt, so dass sie ihrem Kind gleich Geborgenheit schenken kann. Das Neugeborene wird, nachdem es erst einmal überwältigt von den Eindrücken der Geburt alles in sich aufsaugt, trinken und dann erschöpft einschlafen. Das Erlebnis hat bei ihm kein Trauma hinterlassen sondern war ein fröhlicher, natürlicher Prozess, das Kind hatte nichts anderes "erwartet".

Auch eine ruhig verlaufende Hausgeburt ist eine Grenzerfahrung für Mutter und Kind. Sie erfordert die vollste Konzentration der Mutter und Vertrauen in ihre Fähigkeiten, ein Kind zu gebären. Die Schmerzen werden sehr unterschiedlich empfunden. Ich als Hebamme kann mit der Frau arbeiten, so dass die kurzzeitige Verzweiflung der Übergangsphase (für uns Hebammen das Zeichen, dass die Geburt bald geschafft sein wird) nicht in Panik umschlägt. Ich kann der Frau die Vorgänge in ihrem Körper erklären, kann ihr Mut machen und sie darin bestärken, sich für das Kind zu öffnen. So kann die Gebärende auch schwere Wehen überwinden, bis dann die oft als rettend erlebte Pressphase das Kind durch den Geburtsweg entlässt.

Ich sehe eine Hausgeburt als besten Weg, dieses intime Ereignis würdevoll und in Liebe zu leben.

Ulrike Heinze

Betreuung durch die Hebamme

Die Hebammenbetreuung umfasst ein großes Aufgabengebiet, was leider nicht alle werdenden Familien wissen. Es beginnt bei der Kinderwunschberatung, reicht über Schwangerschaftsfeststellung und -vorsorge, der Hilfeleistung bei Beschwerden, bis zu verschiedenen Kursangeboten zum Elternsein. Eine Hebamme muss in Deutschland zu jeder Geburt hinzugezogen werden, sei es zu Hause, im Geburtshaus oder im Krankenhaus.

Kinderwunsch

Hebammen beraten das Paar bei einem Kinderwunsch und zeigen Wege, die eine Schwangerschaft auf natürliche Weise wahrscheinlicher machen. Sie können geeignete Spezialisten empfehlen und medizinische Möglichkeiten unabhängig besprechen.

Vorsorgeuntersuchungen in der Schwangerschaft

Grundsätzlich können Hebammen mit Kassenzulassung, wie Frauenärzte auch, ihre Honorare mit der jeweiligen Krankenkasse abrechnen. Eine Praxisgebühr ist nicht vorgesehen.

Hat eine Frau das Gefühl schwanger zu sein, kann sie kostenfrei einen Test in der Praxis machen. Besonders bei jungen Frauen oder ungeplanten Schwangerschaften in schwierigen Situationen bietet sich diese Begleitung an.

Liegt eine Schwangerschaft vor, kann die Hebamme alle Vorsorgeuntersuchungen durchführen. Es sind in einer regelrecht verlaufenden Schwangerschaft drei Ultraschalltermine vorgesehen. Diese können nach Absprache und bei bedarf in einem Krankenhaus oder einer Frauenarztpraxis durchgeführt werden, da Hebammen selten ein Ultraschallgerät zur Verfügung haben. Die normale Schwangerenvorsorge findet alle 6 bis 2 Wochen statt und bei Unklarheiten auch öfter. Sie umfasst eine Blutuntersuchung, Blutdruckkontrolle und eine Urinkontrolle.

Außerdem wird das Gewicht der Schwangeren gemessen, der Gebärmutterstand beurteilt sowie die Fruchtwassermenge. Die Lage des Kindes wird ebenso kontrolliert wie seine Herztöne und Bewegungen, sowie seine Größe und das Gewicht. In Absprache mit der Mutter wird eventuell eine vaginale Untersuchung durchgeführt. Eine Vorsorgeuntersuchung dauert bei der Hebamme ungefähr eine Stunde, so dass auch genügend Zeit für das gegenseitige Kennenlernen und Fragen bleiben. Die Vorsorgemaßnahmen sind laut Mutterschaftsrichtlinie festgelegt und dürfen durch Hebammen durchgeführt werden.

Schwangerschaften, bei denen aufgrund besonderer Erkrankungen oder Voraussetzungen echte Risiken bestehen, können von der Hebamme gemeinsam mit Spezialisten betreut werden. Diese können Frauenärzte oder auch spezialisierte Fachärzte eines Krankenhauses sein.

Hebammen versuchen Ängste zu minimieren und in Gesprächen aufzuspüren, was dahinter steckt. Herrscht eine innere Klarheit, dann fällt das Geschehenlassen der Geburt leichter. Das ungeborene Kind kann mit Zuversicht begleitet werden und die Kommunikation zwischen Mutter und Kind ist auch während der Geburt ungebrochen.

Verängstigte Frauen, Kinder, an denen nach Makeln und Erkrankungen gesucht werden, interventionierte Geburten bis hin zum Kaiserschnitt - das alles treibt Frauen dazu, noch eher in die Arme der Klinik zu laufen. Die wenigsten stoßen dort auf Trost und Hilfe. Übrig bleiben erniedrigte, verletzte Frauen ohne Beistand. In der Folge mit einer gestörten Bindung zum Kind und frühem Abstillen nach der Geburt.

Hebamme Ulrike Heinze

„Es braucht einen Aufstand.“

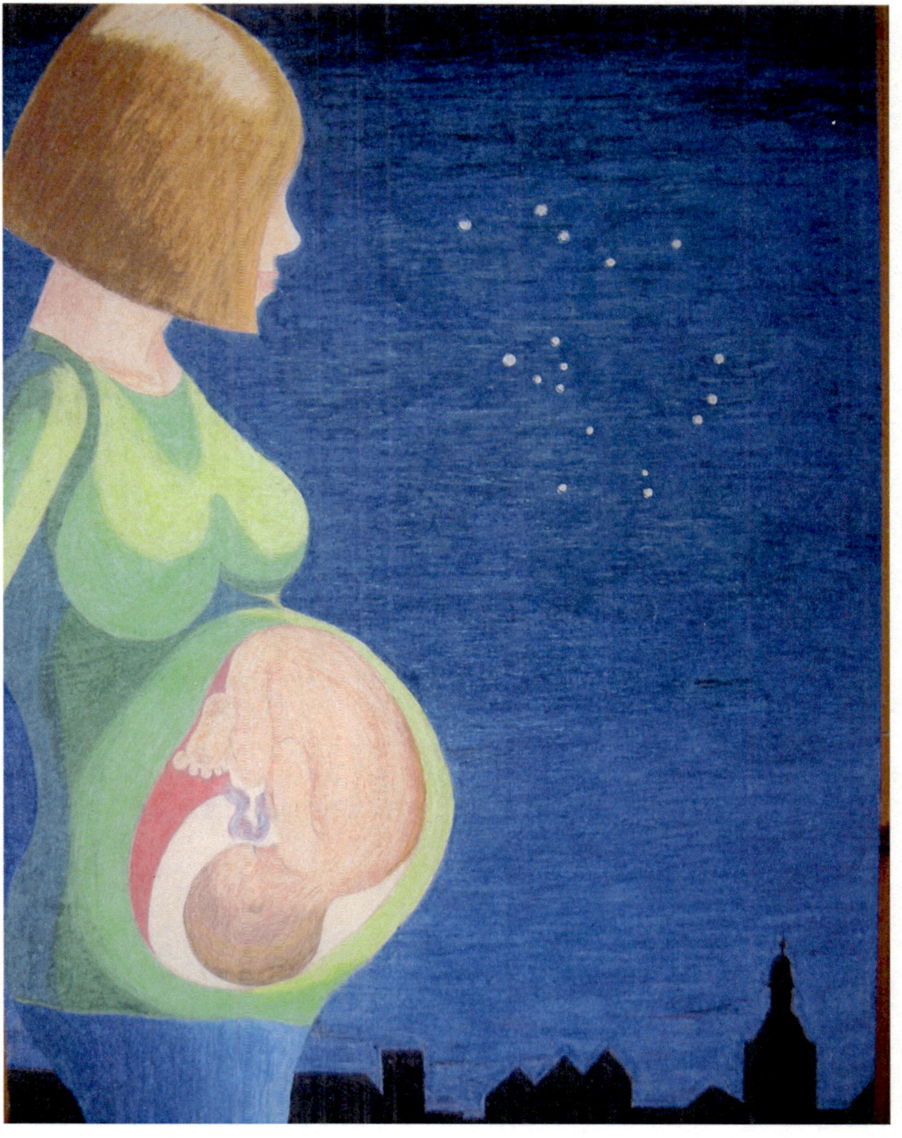

von Josefine

Dass mein Mann Thomas und ich das Geschenk der Geburt unserer Tochter Alix genießen konnten, lag ganz maßgeblich mit in den Händen unserer lieben Hebamme Marina Holle, der ich das Bild der Schwangeren zum Dank für eine unglaublich warmherzige, einfühlende und kompetente Begleitung gemalt habe. Leider fand das Bild nie an seinen vorgesehenen Platz im Geburtszimmer der AnderWelt. Marina Holle musste das Geburtszimmer auflösen, da die wirtschaftliche Lage sie zwang, das Geburtsgeschäft aufzugeben. Und das, obwohl sie sich nun endlich nach einem langen Kampf um die Akzeptanz des Geburtshauses vor Anfragen kaum retten kann. Allein in den letzten Wochen musste sie über zwanzig Frauen absagen, die sich zur Geburt anmelden wollten.

„Es ist allein nicht möglich, meine Kolleginnen haben zu früh aufgegeben, aber das wussten wir zum damaligen Zeitpunkt nicht", so Marina Holle. Noch vor einem Jahr arbeitete sie in ihrem Geburtshaus in einem Team von fünf Hebammen, die sich Dienste und Bereitschaften aufteilten. Doch die niedrig stagnierende Vergütung bei gleichzeitig in die Höhe schießender Haftpflichtprämie für geburtshilflich tätige Hebammen führte dazu, dass sich die Kolleginnen aus dem Geburtsgeschäft zurückziehen mussten.

„Ich finde einfach keine Hebammen mehr, die sich das leisten können", sagt Marina Holle.

Wie viel Geld eine Hebamme für ihre Tätigkeit bekommt, wurde bis zum Jahr 2007 vom Gesundheitsministerium festgesetzt, das in zwanzig Jahren jedoch lediglich drei Erhöhungen aushandelte.

Seit 2007 sind die Hebammenverbände durch eine Gesetzesänderung selbständig für die Verhandlungen mit den Krankenkassen verantwortlich. Zuvor war ihnen eine zweistufige Erhöhung ihrer Vergütung zugesagt worden, um mit den Verhandlungen auf einem realistischen Niveau starten zu können. Die erste Erhöhung um 6,5 %

erfolgte. Die zweite, die mit 12,5% angedacht war, steht noch immer aus. Lediglich zwei Prozent Erhöhung gab es noch, als Grund wird die angespannte finanzielle Situation der Krankenkassen angeführt.

Doch wirkliche Verhandlungen finden nicht statt, denn nach dem Beitragsstabilitätsgesetz sind Vergütungen so zu gestalten, dass Beitragserhöhungen für die Versicherten ausgeschlossen sind. Erhöhungen dürfen lediglich im prozentualen Rahmen der allgemeinen Lohnsteigerung stattfinden, was die Hebammen finanziell auf Hobbyniveau herabstuft, da sie bereits mit erheblichem Rückstand in die Verhandlungen starteten. Nach Abzug aller Betriebsausgaben sowie Steuern und Sozialversicherungsbeiträgen bliebt einer freiberuflichen Hebamme lediglich ein Taschengeld.

Marina Holle und ihre Kolleginnen fordern, den Hebammen eine vernünftige wirtschaftliche Basis zu schaffen, damit sie den Frauen eine individuelle Geburtshilfe garantieren können. „Denn so geht es einfach nicht. Wir brauchen dringend eine Anhebung der Hebammengebühren, damit unterm Strich ein verantwortungsvoller Beruf so vergütet wird, dass man ohne Probleme die Haftpflichtprämie bezahlen kann."

Neben unangemessen niedriger Vergütung führt die Erhöhung der Haftpflichtpauschale viele freiberufliche Hebammen ins finanzielle Aus. Blieben vorher noch etwa 7,50 € Stundenlohn, reduziert sich das tatsächliche Einkommen der Hebammen durch die massive Erhöhung der Haftpflichtprämien noch einmal ganz erheblich. 1981 zahlte eine Hebamme einen Jahresbeitrag von 30,68 Euro pro Jahr, der sich bis heute auf 3689 Euro anhob. Die Erhöhung um unglaubliche 55,6 % im Jahr 2010 hatte zur Folge, dass 30% der geburtshilflich arbeitenden Hebammen ihre Tätigkeit einstellen mussten.

Und so auch das Team um Marina Holle, die nun allein in Dauerbereitschaft war, was von einer Hebamme bei aller Leidenschaft für den Beruf nicht geleistet werden kann.

Marina Holle zog die Konsequenz: „Das Geburtszimmer aufzulösen habe ich ganz lange vor mir hergeschoben, weil ich diesen Schritt nicht machen konnte, das war ein ganz, ganz schlechter Tag. Ich habe den leeren Raum noch nicht seiner neuen Bestimmung als Kursraum zugeführt; Der Ort, an dem die Familien nach der Geburt glückselig waren. Ich schaffe das alleine nicht."

Marina Holle kämpft dafür, dass Frauen von der Gesellschaft nicht an den Pranger gestellt werden, wenn sie sich für eine außerklinische Geburt entscheiden. „Es muss völlig selbstverständlich sein, dass eine Frau den Geburtsort ihres Kindes selbst bestimmt." Hier wünscht sie sich Unterstützung durch die Ärzteschaft. Vor der Hebamme ist der Gynäkologe oft die erste Anlaufstelle der Schwangeren, doch leider werden die Frauen allzu oft nicht über alle Möglichkeiten informiert, die ihnen offen stehen. Die Klinikeinweisung zur Geburt wird schon beinahe automatisch zusammen mit dem Mutterpass über den Tresen geschoben.

Marina Holle glaubt, dass letztendlich nur die Frauen selbst diese Umstände ändern können.
„Es braucht einen Aufstand. Die Frauen müssen sagen, das machen wir nicht mehr mit."

Marina Holle setzt sich für eine humane Geburtshilfe ein: „Ich stand in großer Demut da und war aufmerksam. Die Natur, die Frauen und die Kinder waren meine Lehrer."
Welch ein Verlust, wenn eine solcherart geprägte Geburtshilfe durch wirtschaftliche Missstände verdrängt wird.

Bleibt zu hoffen, dass das Bild irgendwann an seinen Platz finden wird, weil Marina Holle und ihren Kolleginnen mit der dringend erforderlichen wirtschaftlichen Basis die Möglichkeit zurückgegeben wird, Frauen beim selbstbestimmten Gebären in Würde und Achtsamkeit zur Seite zu stehen. „Das Schönste, Spannendste, Beste", so Marina Holle. „Und es ist mir aus den Händen genommen worden."

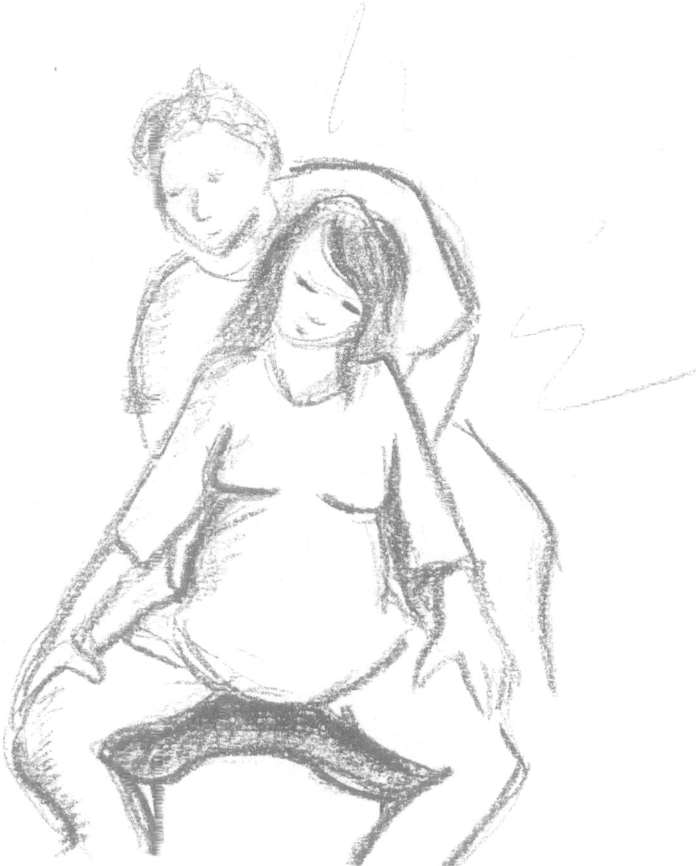

Anja mit Greta

„Das Kind hat sich gedreht", meinte meine Hebamme. Unglaublich.

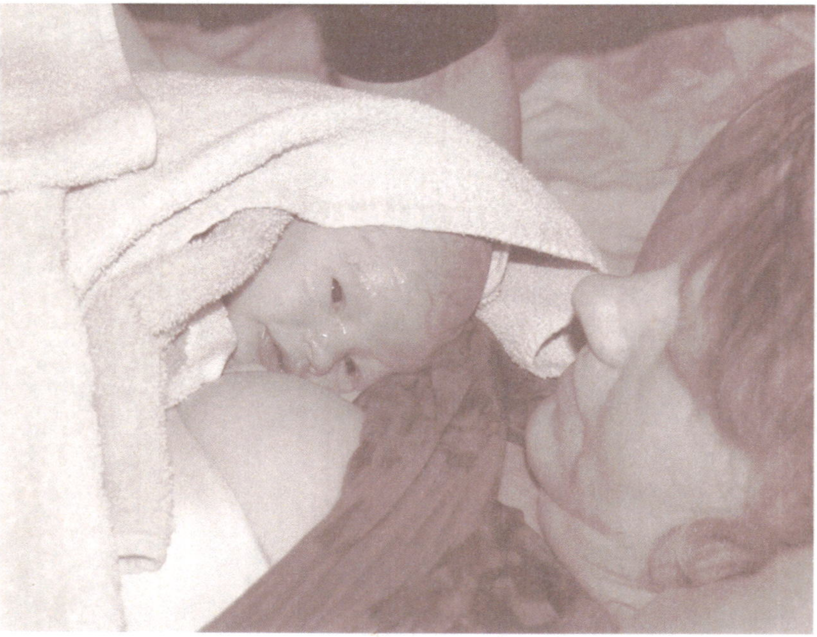

„Da werden Hände sein, die Dich tragen und Arme, in denen Du sicher bist, und Menschen, die Dir ohne Fragen zeigen, dass Du willkommen bist." - Verfasser unbekannt

Super schnell war ich mit unserem sechsten Kind schwanger geworden. Von Anfang an war klar - dieses Baby soll wieder daheim das Licht der Welt erblicken. Zwei meiner Kinder waren nach drei negativen Krankenhauserlebnissen bereits daheim geboren. Diese Schwangerschaft war trotzdem besonders. Das erste Mal, dass ich außer zwei Ultraschallterminen komplett auf die Hebammenbetreuung setzte. Nie hab ich mich in einer Schwangerschaft so wohl und sicher gefühlt. Nie kam in dieser komplikationslosen Schwangerschaft der Gedanke an Krankenhaus auf.

Bis meine Hebamme in der 37. Schwangerschaftswoche immer noch eine Beckenendlage feststellte und meinte, das dieses Kind sich nun wahrscheinlich nicht mehr drehen wird. Leichte Panik stieg in mir auf. Gedanken an Krankenhaus und Kaiserschnitt kamen. Ich habe zwei Tage nur noch geheult. Denn davor hatte ich richtig Angst.

Meine Hebamme aus der vorangegangenen Schwangerschaft und Geburt kam zum „Krisengespräch“. Sie hat Erfahrung in Beckenendlage-Geburten daheim. Wir besprachen alles, auch welches Krankenhaus im Notfall am sinnvollsten wäre. Kurz darauf wusste ich, auch wenn es sich nicht dreht, ich versuche es daheim.

Geburtstermin war der 11.4.2010. Da meine Kinder alle acht bis zwölf Tage später das Licht der Welt erblickten, rechnete ich natürlich auch diesmal nicht mit einer Geburt vor Termin. Aber alles sollte anders kommen.

Am Osterwochenende waren meine Eltern zu Besuch aus Leipzig. Trotz der Skepsis, dass das Kind ja Ostern geboren werden könnte, kamen sie angereist. Ich versicherte, dass das Kind nicht an Ostern kommen wird, sondern frühestens zwei Wochen später. So meine Worte noch am 3.4. spät abends.

Am 4.4. morgens um 5 Uhr ging ich im Halbschlaf aufs WC, als ich merkte, dass mir etwas Warmes die Beine hinunterlief.

Schlagartig war ich hellwach - die Fruchtblase. Das Kind will kommen. Vorsichtig weckte ich meinen Mann, der mich erst gar nicht ernst nahm. Er holte daraufhin Handtücher und das Telefon.

Ich rief meine Hebamme, welche auch gleich kam. Wehen hatte ich keine - aber ein weiteres Wunder war geschehen. „Das Kind hat sich gedreht“, meinte meine Hebamme. Unglaublich. Es hat sich in Startposition begeben.

Wehen würden sich erst am Abend einstellen, so meine Hebamme zuversichtlich. Wenn die Kinder im Bett sind und du zur Ruhe kommst. Ich war total aufgeregt. Am Frühstückstisch hat keiner uns geglaubt als wir schmunzelnd erzählten, dass wir heute noch ein Kind bekommen.

Wir verbrachten einen schönen Ostersonntag mit den Großeltern bei Kaffee und Kuchen. Es tat sich nichts, außer ab und an ein leichtes Ziehen.

Gegen 20 Uhr waren die Kids im Bett und schlagartig bekam ich stärkere Wehen. Da ich nicht entspannen konnte, mit Großeltern im Wohnzimmer, packte ich noch die Kliniktasche zur Vorsicht. Pro Wehe ein Teil. Ich war inzwischen ganz ruhig, voller Vorfreude.

Zur Hebamme meinten wir, es würde reichen, wenn sie gegen 22 Uhr bei uns eintrifft. Nichtsahnend wie sich die Situation ändern würde, wenn die Großeltern ins Gästezimmer verbannt würden. Schlagartig bekam ich Hammerwehen alle zwei Minuten und es war gerade 21.10 Uhr. Veratmend, schnaufend verbrachte ich so die Zeit bis kurz nach 22 Uhr meine Hebamme das Wohnzimmer betrat.

„Ich bin ein Weichei“, jammerte ich. Sie schaute mich nur an und meinte „Nein, bist du nicht“. Steffen, komm, wie holen die Koffer rein. Was macht sie nur für eine Hektik, fragte ich mich während ich weiterhin schnaufend meine Runden im Wohnzimmer zog, bei jeder Wehe in die Hocke ging und mit den Wehen arbeitete.

Die Hebamme meinte nach kurzer Beobachtungszeit „Wenn Du willst, kannst du mitschieben“. Hä? Wie jetzt? Ich ging vor unserem Ofen auf die Knie und mit wenigen Presswehen gebar ich unsere Tochter Greta. 22.45 Uhr war das Wunder am Ostersonntag vollbracht. Ich hob mein Kind auf und wir verzogen uns mit Papa zum Kennenlernen auf's Sofa.

Nach ein paar Minuten kamen unsere großen Mädels dazu, Sophia durfte abnabeln. Nach der Geburt der Plazenta wurde kurz etwas aufgeräumt und die Großeltern kamen um das neue Enkelkind zu bestaunen. So ein Wunder haben sie noch nicht hautnah erlebt.

Die Hebamme hat uns um 1 Uhr allein gelassen, um am Morgen wieder nach uns zuschauen.

Die kleinen Kinder bestaunten ihre Schwester am nächsten Morgen. Sie haben alles verschlafen.

Matthias mit Marla

„Wie man als Mann in dieser Situation bewusstlos werden kann, ist mir ein Rätsel.“

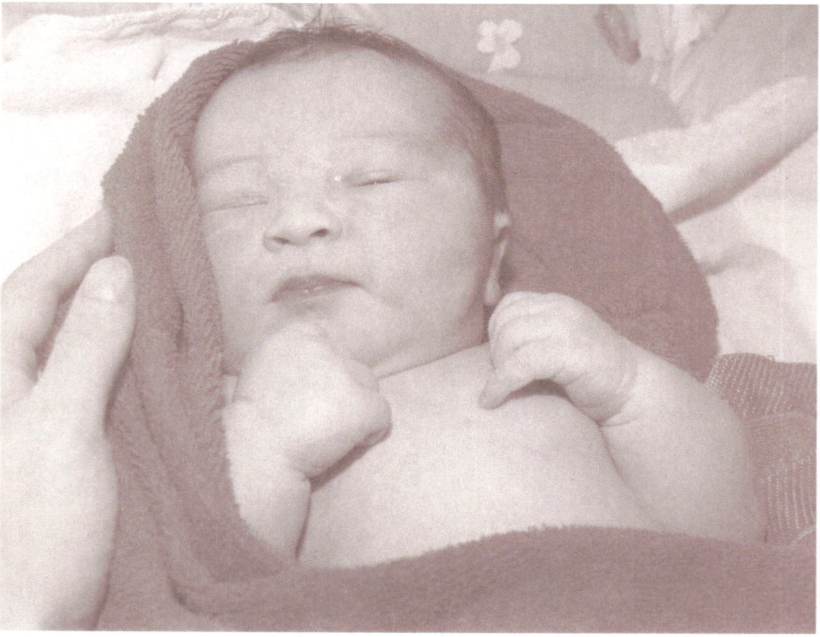

„Es ist schön zu Leben, weil Leben anfangen ist, immer und in jedem Augenblick.“ - Cesare Pavese

Ich bin 38 Jahre alt, IT-Consultant von Beruf, meine Frau Antje zwei Jahre jünger und zum Zeitpunkt der Schwangerschaft, bedingt durch ihr Alter, seit acht Wochen eine „Risikoschwangere". Zuvor hatten wir zweimal ein Kind verloren und meine Frau brachte bereits drei gesunde Kinder mit in die Ehe. Viertes Kind: Risikoschwangerschaft! Zwei Fehlgeburten: Risikoschwangerschaft!

Trotz der Risiken, aber durch die Erfahrungen meiner Frau bei ihren ersten drei Geburten und unsere gemeinsamen Erfahrungen beim Verlust durch die erste Fehlgeburt wussten wir, was wir nicht wollten: nämlich eine Geburt im Krankenhaus. Für die wenigen Untersuchungen, die technisches Equipment verlangten, nämlich Ultraschall und Laboruntersuchungen nahmen wir die Dienste von Antjes Frauenärztin in Anspruch.

Unnötige Ultraschalluntersuchungen nur zu Darstellungszwecken wollten wir ohnehin vermeiden. Die übrigen Vorsorgeuntersuchungen sollte die Hebamme durchführen. Wir fanden eine Hebamme; Gabi, die auch Hausgeburten begleitet. In unserem ersten Gespräch wollten wir im Vorfeld Fragen klären, die für uns sehr wichtig waren.

Wir wollten wissen, ob sie auch eine Zwillingsgeburt zuhause begleiten würde, ob sie eine Steißlage entbinden kann und ob sie in der Lage ist, einer Geburt nur beiwohnen zu können. Denn für uns stand fest: wir bringen unser Kind alleine auf die Welt - und zwar zuhause.

Antje hatte in der Vergangenheit schon des Öfteren erwähnt, dass sie bereits bei ihrer dritten Geburt gerne im Wasser geboren hätte. Damals wurde ihr diese Möglichkeit im Vorfeld zugesagt, aber zum Entbindungszeitpunkt stand im Krankenhaus das Becken aus irgendeinem Grund nicht zur Verfügung. Aber auch in den Folgejahren manifestierte sich dieser Wunsch und sie war schon fast etwas traurig, diese Möglichkeit bei der Hausgeburt nicht haben zu können, weil uns eine Geburt in einer Normbadewanne nicht möglich schien.

Zunächst fristete der bereits aufgeblasene Geburtspool kopfüber in der Ecke des Schlafzimmers ein trockenes Dasein, bis die Sommerhitze und die müden schweren Beine meiner Frau uns veranlassten, den Pool schon drei Monate vor der Geburt für Salzwasserbäder zu nutzen. So konnten wir uns auch schon ungefähr vorstellen wie eine Geburt in so einem Pool ablaufen könnte.

Der errechnete Geburtstermin war der 17. August 2006 und er nahte mit großen Schritten. Seit Wochen jammerte meine Frau darüber, dass unsere Tochter mit dem Kopf bereits im Becken, ihr das laufen zur Hölle machte. Immer öfter traf ich meine Frau im Pool an. Und obwohl unsere Hebamme wie auch die Frauenärztin uns bescheinigten, dass unser Kind sehr weit entwickelt ist und wohl ein- bis zwei Wochen früher kommen könnte, war unsere kleine Maus durch nichts dazu zu bewegen, sich auf den Weg zu machen. Auch als der errechnete Geburtstermin erreicht war, veränderte sich nichts. Da stand ich nun mit meinem Pool und es gab nichts zu tun. Die Wochen bis zur Geburt schienen ewig, aber Nichts im Vergleich zu den Tagen nach dem Termin. Da ich ungefähr 50 km von meinem Wohnort entfernt arbeite, hatte ich immer etwas die Befürchtung, zu „meinem" Geburtstermin zu spät kommen zu können.

Am Sonntag vor der tatsächlichen Niederkunft waren wir noch im Thermalbad, um „die Sache" thermisch etwas zu beschleunigen, doch auch dies interessierte unsere Tochter ebenso wenig wie die einen Tag vor dem errechneten Geburtstermin veranstaltete Akupunktursession zur Geburtseinleitung. Unsere Hebamme, Gabi, blieb dennoch ganz ruhig und versicherte uns, dass das Baby kommen würde, wenn es bereit dazu ist und noch keines drinnen geblieben wäre. Durch die zahlreichen Besuche während der Schwangerschaft, in deren Verlauf ein Abgrenzen zwischen privaten und geburtsbezogenen Themen nicht wirklich eindeutig zu unterscheiden war, hatten wir soviel Vertrauen zu ihr aufgebaut, dass wir unbesorgt abwarten konnten.

Der 22. August. Auch dieser Tag begann wie die Tage zuvor, indem ich zur Arbeit fuhr. Ich hatte mir für den Abend vorgenommen, noch ein paar Besorgungen und Einkäufe zu erledigen, da meine Frau in ihrem jetzigen Zustand weder Auto fahren noch länger auf den Beinen sein konnte. Ich weiß nicht warum, aber an diesem Tag habe ich früher Feierabend gemacht. Ich war gerade im Nachbarort angekommen, als meine Frau mich auf dem Handy erreichte, um mir mitzuteilen, dass ich heute besser keine Überstunden machen sollte. Erleichtert nahm sie zur Kenntnis, dass ich praktisch schon zuhause war. Sie sagte, die Wehen hätten gegen 14 Uhr begonnen und wären von 25 Minuten anfänglich nun bei 13 Minuten Abstand und schon seit geraumer Zeit unverändert. Ich machte meine Besorgungen ohne Hektik und fuhr anschließend nach Hause, wo mich meine Frau freudig begrüßte und mir sagte, dass wir bei 9 Minuten angelangt wären. Ich überschlug kurz und dachte, so bis in zwei Stunden sollte es so weit sein. Doch ich hatte die Rechnung ohne den Wirt gemacht.

Die anfängliche Euphorie legte sich, als nach drei Stunden die 9-Minuten-Schwelle immer noch nicht unterschritten war. Gegen 20 Uhr beschlossen wir, zunächst nur zur Entspannung den Geburtspool mit Wasser zu befüllen. Ich bat meine Frau zwecks Füllhöhen- und Temperaturüberprüfung es sich schon mal im Pool gemütlich zu machen. Interessanterweise war der Wehenabstand noch bevor die Füllhöhe erreicht war, auf 5 Minuten gefallen, so dass wir bei 2/3 Füllhöhe stoppten. Die Wassertemperatur betrug 35 Grad. Im Wasser befanden sich 3 kg Totesmeersalz - und meine Frau natürlich. Als es kurz vor 21 Uhr war rief ich die Hebamme an und sagte ihr, dass es sicherlich nicht übereilt wäre, wenn sie sich sofort auf den Weg machen würde.

Die zwei Jungs 9 und 11 Jahre waren außer Haus untergebracht und die 17-jährige Tochter Nadja wollte dabei sein. Zu ihrer moralischen Unterstützung hat Antje ihre beste Freundin gebeten, sich um Nadja zu kümmern. An der Haustür prangte bereits das Schild:

„Bitte nicht stören - Hausgeburt“, um den eventuell von Nachbarn herbeigerufenen Polizisten die Schreie der werdenden Mutter erklären zu können.

Aber wie ich heute weiß, hat keiner der Nachbarn etwas von der Niederkunft mitbekommen - trotz der Schreie während der Presswehen. Auf mich wirkte die Schreiatmung nicht beängstigend, vielleicht weil ich von meiner Kampfsport-Erfahrung her weiß, dass der Kiai (der Kampfschrei) ungeahnte Kräfte freisetzen kann und diese bei einer Geburt ohne Zweifel auch gebraucht werden. Das Telefon war abgestellt wie auch später die Haustürklingel. Es war mittlerweile kurz vor 22.00 Uhr und von der Hebamme wie auch der Freundin keine Spur.

Bei 3-4 Minuten getaktet - war Antje auf jeden Fall beschäftigter als ich. Die Tür klingelte und die Vermissten waren da. Sie hatten sich zufällig vorm Haus getroffen. Unser Schlafzimmer, damals zum Geburtshaus umfunktioniert, ist ein großer Raum in einem ehemaligen Stall unter dem Dach. In 2 Metern Höhe sind Balken auf Sicht und die Zwischenräume frei mit Blick auf die Dachschrägen. An einem Balken, genau über dem Pool hing ein Babytragetuch zum Halteseil verknotet. Die Jalousien an den Fenstern waren geschlossen und unzählige Kerzen füllten den Raum mit einem angenehmen Licht. Gabi begutachtete meine Frau in ihrem Pool und ihr war klar: es hat angefangen und würde nicht mehr lange dauern. Jetzt noch mal schnell ans Auto, um die Instrumente zu holen und dann mit dem Hörrohr noch einmal die Herztöne der Kleinen abzuhören.

Doch zwischen den Wehen war keine Zeit mehr, irgendetwas zu kontrollieren. Meine Frau hielt sich am Tragetuch fest und kniete dabei, den Oberkörper auf dem Beckenrand aufstützend. Zu diesem Zeitpunkt hockte ich noch außerhalb des Pools vor meiner Frau und hielt sie fest. Gabi überprüfte zwischendurch gelegentlich den Geburtsfortschritt. Es war schon 20 Minuten nach 22 Uhr, als nach einer sehr starken Wehe weitere Wehen plötzlich ausblie-

ben. Gabi, die Hebamme, meinte, das sei die letzte Pause, bevor das Kind geboren wird. Ich gesellte mich zu meiner Frau ins Becken und positionierte mich seitlich neben ihr, als auch schon die nächste Wehe heranrollte. Ich ertastete bereits das Köpfchen unserer kleinen Marla. Die Hebamme wies noch einmal darauf hin, dass der Kopf des Kindes zu keinem Zeitpunkt über die Wasseroberfläche kommen darf.

Antje verstummte und ich hatte unsere Kleine in Händen. 22.26 Uhr. Sie ist da! Das war das überwältigendste Ereignis in meinem Leben. Ein Wunder und ich habe es auf die Welt gebracht. Zugegeben, eigentlich war es meine Frau, aber ich war der erste Mensch, der sie berührte und ihr geholfen hat, auf die Welt zu kommen. Wie man als Mann in dieser Situation bewusstlos werden kann, ist mir ein Rätsel. Ich hätte dazu überhaupt keine Zeit gehabt. Auch der eigentliche Vorgang der Geburt, den ich trotz gedämpften Lichtes gut verfolgen konnte, wirkte auf mich in keinster Weise schrecklich oder eklig, schließlich ist durch diesen Vorgang meine Tochter auf die Welt gekommen.

Etwas umständlich bugsierte ich die kleine Marla zwischen den Beinen meiner Frau nach vorne, um sie dann endgültig aus dem Wasser heben zu können. Zu diesem Zeitpunkt wusste ich noch nicht, ob sie lebt (Kontrollen waren ja nicht möglich gewesen). Ich hob sie aus dem Wasser und legte sie auf meine Oberschenkel, so dass nur ihr Kopf oberhalb des Wasserspiegels war. Erschöpft und erleichtert kniete nun auch Antje neben mir, noch nicht ganz realisierend, dass es vorbei war. Dicht an mich gedrängt, weil die Nabelschnur recht kurz war, verharrten wir, unsere neue Erdenbürgerin im Kerzenschein betrachtend.

Langsam öffnete sie die verklebten Augen und ohne zu schreien erkundete sie scheinbar ihre neue Umgebung. Sie hustete, nieste und befreite sich von allem, was ihre Atmung behinderte, ohne Zeitdruck und ohne Hast, da die Versorgung über die Nabelschnur noch sichergestellt war. Heute kann ich nicht mehr sagen, wie lan-

ge wir so da saßen, stumm, weinend vor Glück und fast ungläubig unsere Tochter anstarrend, bis Gabi meinte, die Nabelschnur wäre auspulsiert und man könne sie nun durchtrennen. Diesen Akt sollte und wollte unsere große Tochter durchführen. Jetzt war Marla wirklich auf der Welt. Ich entfernte mich mit meiner neugeborenen Tochter Marla vom Pool und legte mich daneben ins Bett und sie nackt auf meinen ebenfalls nackten Oberkörper und deckte sie zu. Nachdem auch die Plazenta geboren war, und die Hebamme Antje nach Dammverletzungen untersucht hatte, aber keine gefunden wurden, legte sich meine Frau zu uns.

Während sie versuchte die kleine Marla zum ersten Mal anzulegen, half ich der Hebamme, die Nachgeburt auf Vollständigkeit zu prüfen. Da ich sicher war, dass Antje am nächsten Tag gleichfalls einen Blick darauf werfen wollte, habe ich sie sorgfältig eingepackt. Zugegeben, der Anblick der Nachgeburt ist vielleicht nichts für schwache Nerven, also sagen wir es mal so, derjenige, der wenn er das Schwein selbst erlegen müsste, zum Vegetarier werden würde, hätte hier wohl aufgegeben. Für mich dagegen war dieses Stück „Fleisch“ das Teil, welches möglicherweise bei den zwei Schwangerschaften zuvor versagt hatte, aber in diesem Falle ein Leben ermöglichte. Ich kann das nicht einfach trennen, weil es nach allgemeinen Maßstäben als unschön gilt.

Es muss so gegen 2 Uhr morgens gewesen sein, als uns Gabi mit der Aussage verließ, sie würde im Laufe des Vormittags wieder vorbeischauen. Wir hatten eine anstrengende Nacht hinter uns, doch an Schlaf war nicht zu denken. Wir lagen nur da und betrachteten unser Kind, dem eine Einleitung, eine Geburt in Rückenlage, ein Kaiserschnitt, eine Saugglocke und was es noch alles so gibt, erspart geblieben war.

Kathrin mit Jonathan

„Meine Beine zitterten zwar, aber ich war plötzlich voller Kraft."

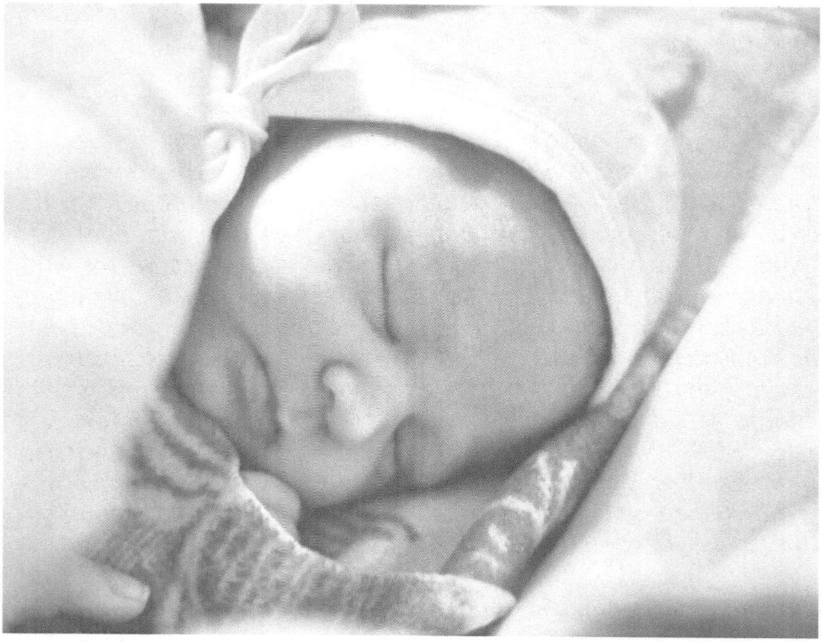

„Kinder sind ein Geschenk des Herrn." - Psalm 127

Als ich im August 2009 schwanger wurde, haben sich mein Mann und ich noch keine Gedanken darüber gemacht, wie und wo unser Baby zur Welt kommen soll. Im Gegenteil: für uns stand irgendwie auch nie die Frage im Raum, denn die Babys bekommt man doch im Krankenhaus ... oder?!

Die Schwangerschaft verlief super. Ich freute mich immer sehr auf den nächsten Vorsorgetermin und fand, dass die 5 Minuten immer viel zu schnell vorbei gingen. Überhaupt kam es mir auch manchmal so vor, als würde ich nur abgefertigt werden. Aber auch hier habe ich noch nicht angefangen, mir Gedanken zu machen, immerhin musste meine Ärztin ja auch ihre Termine einhalten.

Als der Bauch dann langsam wuchs und ich die ersten zarten Berührungen von innen merkte, fing ich an mir Gedanken über die Geburt zu machen. Von Bekannten und aus dem Fernsehen wusste ich: das wird die Hölle! Die Schmerzen werden furchtbar sein, ich werde im Kreißsaal auf dem Bett liegen, mein Mann am Kopfende stehen und mich anfeuern, auf der anderen Seite des Bettes würden Ärzte, Hebammen und Schüler stehen und mich anstarren. Eventuell würde man sogar meine Beine festschnallen und damit das Kind auch durch passt, würde man mir einen Dammschnitt verpassen. Mein Kind wird, sobald es geboren ist, vermessen, gewogen und gebadet, während ich darauf warte, dass man mit nähen fertig wird. Die Gedanken daran machten mich sehr unsicher, Scham breitete sich aus und überhaupt - ich wollte es einfach hinter mir haben. Alle anderen haben das immerhin auch schon geschafft, das ist eben das Los der Frauen - wir müssen da durch.

Etwa zur gleichen Zeit machte eine Schulfreundin ihre eigene Praxis auf - sie ist Hebamme. Ab da an informierten wir uns zunehmend über die Möglichkeit einer außerklinischen Geburt, allerdings hatten wir auch hier noch immer im Hinterkopf: wir gehen ein ungeheures Risiko ein. Was ist, wenn etwas unter der Geburt schief geht?

Bei der nächsten Vorsorgeuntersuchung sprach ich mit meiner Frauenärztin darüber. Sie war absolut nicht begeistert und machte mir gleich Vorwürfe, dass mein Vorhaben doch fahrlässig sei (und sie fragte auch gleich noch, ob ich denn verrückt sei und unbedingt zu Hause neu renovieren möchte, denn so eine Geburt sei eine ungeheure Sauerei). Entmutigt und verärgert verließ ich ihre Praxis.

Kurz vor Weihnachten traf ich meine alte Freundin - die Hebamme - zufällig in der Stadt. Wir unterhielten uns kurz und ich schilderte ihr ein wenig meine wirren Gedanken und Ängste. Sie bot mir an, dass ich sie nach Neujahr mal in ihrer Praxis besuchen soll. Dies nahm ich gern an. Zwei Wochen später war es dann soweit: Bei Tee und Keksen kamen wir ins plaudern. Wir redeten über vergangene Zeiten, über meine Schwangerschaft und auch darüber, dass ich etwas enttäuscht von meiner Ärztin bin und ich überhaupt gerade recht ratlos war. Es war so schön mit ihr darüber zu reden. Sie hörte zu, gab Tipps und es verging eine Stunde ohne Zeitdruck. Nachdem sie mich angehört hatte, offenbarte sie mir: ab März gäbe es bei ihr in der Praxis ein Gebärzimmer. Ohne großartig mit meinem Mann darüber zu sprechen, war mir klar: dort werde ich entbinden. Ich hatte schon während des Gesprächs alle Ängste und Zweifel abgelegt und ihr mein Vertrauen geschenkt.

Wir besuchten also dann ihren Geburtsvorbereitungskurs und richteten uns darauf ein, in ihrer Praxis zu entbinden. Meine Frauenärztin war (wie gedacht) überhaupt nicht begeistert und verweigerte die Vorsorgeuntersuchungen im Wechsel mit meiner Hebamme. Sollte mir recht sein - da hatte ich gleich einen Grund sie nie wieder zu sehen.

Der Entbindungstermin rückte immer näher und ich konnte es kaum erwarten. Alle grusligen Vorstellungen über die Geburt waren plötzlich verschwunden und ich freute mich auf dieses Ereignis. Drei Tage vor dem errechneten Termin musste mein Mann auf Geschäftsreise. Er hatte zwar Bedenken, aber ich fühlte mich noch nicht so, als würde es bald losgehen. Montagmorgen fuhr er also und ich beschloss mir ein paar schöne Tage zu machen. Ich hatte mich mit Freundinnen zum Shoppen verabredet und wollte ein letztes Mal ganz bewusst „allein" sein.

Mittags hatte ich auf dem Sofa ein paar Bauchkrämpfe. Auf der Toilette verfluchte ich mein Mittagessen. Drei Toilettengänge später bemerkte ich eine ganz leichte rosa Zeichnung. Als ich mit meiner Hebamme telefonierte, freute sie sich und wir wollten am Abend noch einmal telefonieren. Ich ging davon aus, dass sich unser Wurm die nächsten Tage auf den Weg macht. Mein Bauch machte noch ein paar Mal Probleme, sodass ich immer mal auf vom Sofa aufstehen musste. Habe mich aber zu dem Zeitpunkt nichts dabei gedacht. Am Abend wurde ich dann doch langsam stutzig, weil eine Hebamme zu mir meinte, ich solle doch mal schauen, ob die Krämpfe in der Wanne mehr oder weniger werden. Also ging ich ausgiebig baden. Das tat dem Bauch sehr gut und es beruhigte sich alles. Also keine Wehen - dachte ich. Ich beschloss danach direkt ins Bett zu gehen und von dort aus zu fernsehen. Irgendwann ging es dann doch wieder weiter.

Ich schrieb mir die Zeiten auf, konnte aber keine Regelmäßigkeit erkennen. Während ich vertieft in meine Serie war, machte es plötzlich „plopp" und eine Welle schoss unter meiner Decke hervor. Ich sprang auf einem Bein aus dem Bett und es lief und lief. Mit der Decke zwischen den Beinen tippelte ich ins Bad. Panik machte sich breit. „Hilfe, es geht los. Ich bekomme mein Kind. Oh nein." schoss mir durch den Kopf.

Auf der Toilette sitzend rief ich meine Hebamme an. Sie war gerade ins Bett gegangen, klang aber nicht sonderlich überrascht über meinen Anruf. Sie meinte, ich soll meinem Mann Bescheid geben, er hatte immerhin 4 Stunden Fahrt vor sich. Sie machte sich auch auf den Weg. Ich rief ihn also an und er beschloss noch auf sein Essen im Restaurant zu warten und im Anschluss loszufahren. Kurz nachdem ich aufgelegt hatte, begannen die Wehen.

Ich war völlig überfordert und versuchte, so gut es ging, irgendwie damit klar zu kommen. Die Schmerzen trieben mich fast zur Verzweiflung. In meinem Kopf hörte ich Stimmen „Das wird noch schlimmer werden, das ist ja schließlich erst der Anfang". Ich irrte durch die Wohnung und dachte mir „Wenn sie da ist, musst du ihr erklären, dass du sofort ins Krankenhaus willst und sie dir Schmerzmittel geben sollen". Ich wurde fast verrückt. Nach einer halben Stunde und kaum Pausen zwischen den Wehen rief ich sie noch einmal an. „Ich bin gleich da" und sie lachte. Es verging noch eine viertel Stunde und dann klingelte es. Endlich! Die Erlösung. Ich hatte zwischenzeitlich wirklich Angst, ohnmächtig zu werden, denn der Schmerz war so gewaltig und ich vermisste die Wehenpausen. Ich öffnete über die Schließanlage die Tür und schleppte mich zurück ins Bad. Dort fühlte ich mich die ganze Zeit am wohlsten. Und dann stand sie da. In diesem Moment fiel alles von mir ab.

Ich sah sie - sie lächelte und strahlte eine nahezu unheimliche Ruhe aus. Meinen Plan mit dem Krankenhaus habe ich ganz schnell wieder verworfen. Sie war ein wenig amüsiert darüber, dass ich eisern auf der Toilette ausharrte. In einer nicht vorhandenen Wehenpause gingen wir ins Wohnzimmer, um zu schauen, wie der Stand der Dinge ist. Sie untersuchte mich und stellte fest, dass der Muttermund bereits 7 cm offen ist. Dies behielt sie aber erst einmal für sich. Ich wollte zurück auf die Toilette - mein Thron. Im Bad angekommen rief mein Mann wieder an, dass er sich nun auf den Weg macht. Da ich nicht mehr telefonieren konnte, übernahm sie dies und ich bekam am Rande mit, dass wir wohl nun doch nicht mehr in die Praxis fahren. Mir war zu dem Zeitpunkt alles egal.

Sie sprang nun zwischen Bad und Wohnzimmer umher und richtete notdürftig alles ein. Als sie mir nahelegte nun endgültig ins Wohnzimmer umzuziehen, hatte sie bereits Decken ausgelegt und das Licht gedämpft. Es war schön warm im Raum und wirklich gemütlich. Ich versuchte nun eine neue geeignete Position zu finden. Liegen ging gar nicht, stehen auch nicht. Also verweilte ich noch einige Zeit auf den Knien und stützte mich auf dem Sofa ab. Um 21.22 Uhr war die Fruchtblase geplatzt, wie viel Zeit in der Zwischenzeit vergangen war, konnte ich überhaupt nicht einschätzen.

Gefühlt waren es mindestens 4 Stunden. Allerdings war es erst kurz vor Mitternacht, als ich plötzlich einen ganz anderen Schmerz verspürte. Er fühlte sich genauso heftig an, aber irgendwie zentrierter. Als meine Hebamme meinte, ich solle versuchen mit zuschieben, war ich (mal wieder) überfordert, denn das würde ja heißen, dass es bald geschafft sei. Aber mein Mann war noch immer nicht da. Und überhaupt: wieso geht alles so schnell?! Meine wirren Gedanken wurden ganz plötzlich durch den Schmerz wieder unterbrochen. Ich schob mit, aber es war so anstrengend. Die Wehen kamen weiterhin in sehr kurzen Abständen, allerdings waren sie nicht mehr richtig stark. Meine Hebamme versuchte also, mich weiter zu motivieren und meinen Kopf „auszuschalten“. Ich weiß nicht, wie viele Presswehen später, aber plötzlich sagte sie zu mir „Der Kopf ist schon da, willst du mal fühlen?“

Ich wollte nicht, denn ich hörte ihn meckern und dann kam auch schon die nächste Wehe. Ich hatte Angst, dass er wieder reinrutscht. Meine Angst blockierte mich wieder, also musste noch eine Wehe folgen bis er geboren war. Er rutschte aus mir raus und ich fühlte mich (auch) wie neu geboren. Meine Beine zitterten zwar, aber ich war plötzlich voller Kraft. Ich drehte mich um und sah ihn auf meiner Kuscheldecke liegen. Er war so klein und zerbrechlich. Ich schaute ihn an, er schaute mich an. Sein Gesicht war ganz zerknautscht und seine Haut war schrumpelig. Sekunden vergingen und meine Hebamme fragte mich, worauf ich noch warten würde. Das wusste ich selbst nicht.

Dass ich soeben unser Kind geboren habe, war mir nicht bewusst. Ich wusste nicht, was ich Großartiges vollbracht hatte. Aber ich wusste, dass ich dieses kleine Wesen über alles liebe und es mein ganzes Leben verändern wird. Wie lange hatte ich genau diesen Moment herbei gesehnt. Ich habe mich oft gefragt, wie er wohl aussieht, riecht und sich anfühlt. Nun durfte ich ihn endlich kennenlernen. Vorsichtig nahm ich ihn auf und legte ihn mir auf die Brust. Er war so leicht und weich. Die Hebamme brachte uns warme Handtücher und deckte uns zu. Er atmete ganz ruhig und kuschelte auf meiner Brust. Dabei schaute er sich um und gab ein paar kurze und leise Laute von sich.

Er klang sehr zufrieden und war überhaupt nicht wie die Neugeborenen aus dem Fernsehen, welche unbedingt laut schreien müssen, damit man weiß, dass sie gesund sind. Mein Glück war perfekt. Naja fast, denn mein Mann hatte alles verpasst. Diesen wunderbaren und unbeschreiblichen Moment. Meine Euphorie wurde etwas getrübt, weil ich wusste, wie sehr er sich darauf gefreut hatte. Nach ungefähr 15 Minuten hörte die Nabelschnur auf zu pulsieren. Ich durchtrennte sie und wir zogen ins Schlafzimmer um. Da ich Angst hatte, dass mein Kreislauf nicht mitspielt, übergab ich ihn an meine Hebamme und lief langsam Richtung Bett.

Dort machten wir es uns dann richtig gemütlich und kuschelten eine knappe Stunde. Meine Hebamme machte in der Zwischenzeit ihre Unterlagen fertig und räumte etwas auf. Ab und an schaute sie nach uns. Sie wurde etwas unruhig, denn die Plazenta war noch nicht geboren. Nun kam auch endlich mein Mann. Mit neugierigem Blick schaute er ins Schlafzimmer und legte sich gleich zu uns.

Wir hatten beide Tränen in den Augen. Wir waren nun endlich als Familie vereint. Meine Hebamme verabreichte mir noch ein paar Globuli, massierte meinen Bauch und setzte mir ein paar Nadeln. Doch keine Plazenta in Sicht. Die Situation war angespannt und wir unterhielten uns, was passieren würde, wenn sie nicht bald geboren wird. Ich wollte unter keinen Umständen diesen wundervollen Zauber der in der Luft lag zerstören und ins Krankenhaus fahren müssen. Alles, nur nicht ins Krankenhaus. Ich sah schon die weißen Fliesen und die OP-Lampe vor mir. Und wie man die Plazenta aus mir rausholt und anschließend mit dem Abfall entsorgt. Ich schlug also vor, mich noch einmal auf meinen Thron zu begeben, dort, wo ich mich schon am Anfang so wohl gefühlt habe. Ich tippelte also wieder ins Bad. Mein Kreislauf ärgerte mich. Mein Mann und die Hebamme stützten mich so gut es ging und ich muss wohl fürchterlich ausgesehen haben, denn ich sah in beiden Gesichtern Sorge und Entsetzen. Sie versuchte leicht an der Nabelschnur zu ziehen, es tat sich nichts. Plötzlich und unverhofft musste ich lachen - und schon fiel sie aus mir heraus und landete in den Händen der Hebamme. Wir waren so erleichtert. Fast zwei Stunden nach der Geburt unseres Sohnes war auch sie geboren. Und sie war genau wie er: perfekt. Sie war vollständig und hatte die Form eines Herzens.

Nachdem wir wieder im Bett waren und meine Hebamme mich untersucht hatte, fuhr sie heim. Wir haben die ganze restliche Nacht unseren Sohn bewundert und kein Auge zu gemacht. Auf einen Namen konnten wir uns vor der Geburt nicht einigen, aber nun, wo er vor uns lag war es klar: er soll Jonathan heißen - unser Geschenk Gottes.

Elke mit ihren vier Kindern

„Im Krankenhaus hätte man auch nichts anderes machen können, als die Nabelschnur sofort zu durchtrennen."

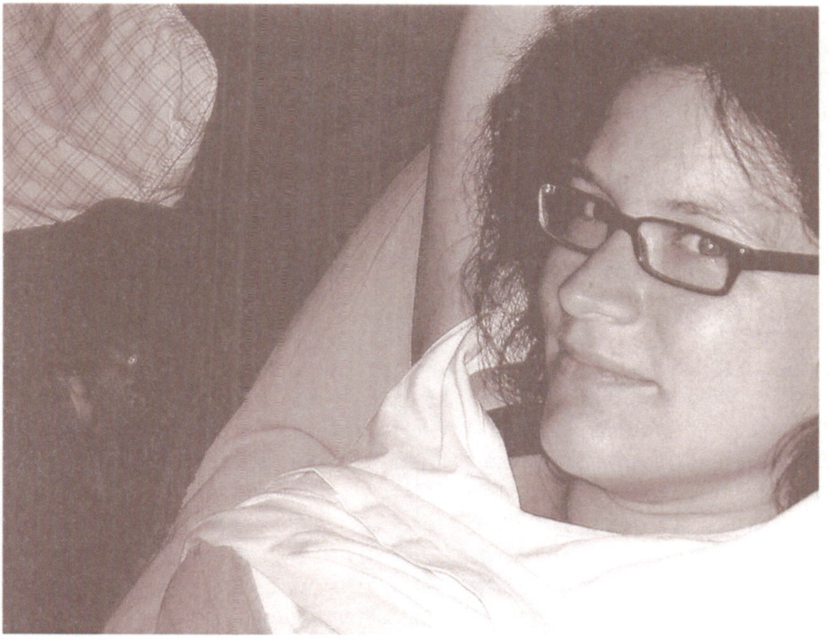

„Wer sagt, es gäbe keine Wunder auf der Welt, hat noch nie die Geburt eines Kindes erlebt. Wer sagt Reichtum sei alles, hat nie ein Kind lächeln gesehen. Wer sagt, diese Welt sei nicht mehr zu retten, hat vergessen, dass Kinder Hoffnung bedeuten." - Verfasser unbekannt

1. Die ungeplante Hausgeburt

Für die Geburt unseres ersten Sohnes hatten mein Mann und ich eine ambulante Geburt mit einer Beleghebamme geplant. Eine Hausgeburt war für uns zu der Zeit kein Thema. Wir dachten, so wie wohl die Meisten heutzutage, dass eine Geburt im Krankenhaus sicherer wäre.

Irgendwie setzt bei mir allerdings immer ein Fluchtreflex ein, sobald ich ein Krankenhaus betrete, was möglicherweise mit negativen Erfahrungen während eines mehrwöchigen Klinikaufenthalts in der Kindheit zu tun hat. Mein Mann und ich haben uns beide schon bei der Kreißsaalbesichtigung unwohl gefühlt, aber trotzdem nicht an eine Hausgeburt gedacht. Irgendwann lag ich dann 20 Tage vor ET nachmittags lesend auf dem Sofa und spürte, wie eine größere Menge Flüssigkeit aus mir heraus lief. Die Hebamme kam vorbei und eröffnete uns, dass die Fruchtblase geplatzt sei und wir nun bald Eltern werden würden.

Nachdem sie mich untersucht hatte, haben wir verabredet, dass sie uns erstmal wieder alleine lässt

und wir uns melden, falls in der nächsten Zeit die Wehen einsetzen. 3 Stunden später hatte ich Wehen und die waren gleich richtig heftig. Die Hebamme hat mir zu einem Bad geraten und so habe ich mich erstmal in die Badewanne gelegt. Irgendwann kam die Hebamme und war sehr überrascht, als sie festgestellt hat, dass der Muttermund bereits 9 cm offen war. Daraufhin kam dann ihr Vorschlag, die Geburt doch einfach zu Hause zu Ende zu bringen. Da ich zu diesem Zeitpunkt auch gar keine Lust mehr darauf hatte, mich anzuziehen und noch mit dem Auto durch die Gegend zu fahren, habe ich spontan zugestimmt. Mein Mann fand die Idee auch gut.

Die Hebamme hat dann erstmal für eine schöne Atmosphäre gesorgt, indem sie meinen Mann beauftragt hat, Kerzen ins Bad zu bringen. Dann sollte er ein paar Handtücher in den warmen Back-

ofen legen. Obwohl die Geburt so schnell begonnen hat, haben die Wehen dann leider nachgelassen. Ich musste also erstmal einige Zeit in der Wohnung spazieren gehen. Als die Wehen wieder stark genug waren, sind wir ins Schlafzimmer gegangen, wo ich dann in den frühen Morgenstunden des 12.01.2004, 19 Tage vor ET, meinen Sohn zur Welt gebracht habe.

Das Ganze war einfach eine wundervolle Erfahrung und ich bin unglaublich froh darüber, dass wir es damals nicht ins Krankenhaus geschafft haben.

2. Die erste geplante Hausgeburt

Als ich mit meinem zweiten Sohn schwanger war, war für meinen Mann und mich sofort klar, dass es diesmal eine Hausgeburt werden sollte. Da die Schwangerschaft ohne Komplikationen verlief, sprach auch zu keinem Zeitpunkt etwas dagegen. Die Schwangerschaft wurde von den gleichen Hebammen (Bonner Hebammenladen) betreut wie die erste, so dass auch gleich ein gutes Vertrauensverhältnis bestand.

Als der ET immer näher rückte, wurde ich sehr nervös. Von der ersten Geburt wurde ich ja total überrascht und nun musste ich darauf warten. 3 Tage vor dem ET war es endlich soweit. Mitten in der Nacht bin ich durch die ersten Wehen wach geworden. Da diese noch gut zu ertragen waren, habe ich meinen Mann nicht direkt geweckt, sondern erstmal eine Stunde gelesen. Dann wurde das Bedürfnis nach Unterstützung größer, so dass ich meinen Mann geweckt und die Hebamme angerufen habe. Die kam ca. 1 Stunde später zu uns und wir haben gemeinsam auf die Geburt gewartet. Irgendwann bin ich dann erstmal wieder in die Badewanne gegangen. Unser 2-jähriger Sohn lag bis dahin friedlich schlafend in seinem Bett. Als er aufgewacht ist, kam er kurz zu mir ins Bad. Dann hat mein Mann ihn angezogen und ein Nachbar hat ihn zur Tagesmutter gebracht.

Kurz danach habe ich es in der Wanne nicht mehr ausgehalten, so dass wir ins Schlafzimmer umgezogen sind. 40 Minuten nachdem unser Sohn die Wohnung verlassen hatte, wurde dort um kurz nach 8 Uhr sein kleiner Bruder geboren. Wir wohnten zu der Zeit in einem Mehrfamilienhaus und da die Geburt diesmal nicht mitten in der Nacht war, haben die Nachbarn ein bisschen was mitbekommen. Sie fanden das aber nicht unangenehm und mir waren die Nachbarn während der Geburt sowieso total egal.

3. Die (nicht ganz freiwillige) Geburtshausgeburt

Zwei Monate nach der Geburt unseres zweites Sohnes sind wir umgezogen. In unserer jetzigen Heimatregion gibt es nur eine Hebamme, die Hausgeburten betreut. Leider lag der ET unseres dritten Sohnes mitten im Urlaub der Hebamme, so dass eine Hausgeburt diesmal leider nicht möglich war. Da eine Klinikgeburt nur im äußersten Notfall eine Alternative für uns gewesen wäre, habe ich Kontakt zum Kölner Geburtshaus aufgenommen. Dort habe ich mich auf Anhieb wohl gefühlt, so dass wir begonnen haben, eine Geburt dort zu planen.

Da auch diese Schwangerschaft ohne Komplikationen verlief, rückte also der berechnete ET irgendwann immer näher und ich wäre fast verrückt geworden. Etwa 2 Wochen vor dem Termin gingen bei mir die Vorwehen los. Es zog und ziepte und doch passierte nie so richtig was. Am 5.7.2007 hatte ich noch kurzfristig einen Termin im Geburtshaus vereinbart, weil ich mir so unsicher wegen diesen blöden Wehen war. Teilweise musste ich die schon veratmen und konnte kaum noch gehen, aber die Untersuchung ergab, dass der Muttermund fest verschlossen und der Gebärmutterhals noch vollständig war. :-(

Also fuhren wir am Abend wieder nachhause. Als ich gegen 22 Uhr gerade im Bett lag, spürte ich, wie eine Flüssigkeit aus mir heraus lief. Und kurze Zeit später fühlten sich die Wehen dann auch schon „richtig" an. Nun hieß es also schnell Babysitter organisieren und dann wieder ab zum Geburtshaus. Die Autofahrt unter

Wehen war ganz schrecklich für mich. War ja das erste Mal, dass ich das erlebt habe und ich habe es kaum ausgehalten, mit Wehen und angeschnallt im Auto zu sitzen. Die Fahrt nach Köln dauerte etwa 35 Minuten. Gegen 0.30 Uhr kamen wir im Geburtshaus an und meine Wehen waren so heftig, dass ich mich freiwillig hingelegt habe. Die vorherigen Geburten fanden im Vierfüßlerstand statt, aber diesmal wollte ich einfach nur liegen, weil alles andere viel zu anstrengend war. Um 2.30 Uhr war der Muttermund 5 cm weit offen und um 2.39 Uhr wurde unser dritter Sohn geboren.

Die Hebamme konnte es kaum fassen, dass es plötzlich so schnell ging. Mein Mann hat mir noch schnell die Hose runtergezogen und dann kam auch schon der Kopf zum Vorschein. Ich habe dann noch geduscht und wir haben uns noch 2 Stunden im Geburtshaus erholt und dann sind wir nach Hause gefahren.

Als die großen Brüder gegen 7 Uhr aufgewacht sind, waren wir schon wieder zuhause. Von der Atmosphäre her fand ich es im Geburtshaus fast so schön wie zuhause. Nur die Autofahrt war wirklich grausam. Es ist wirklich ein großer Vorteil einer Hausgeburt, dass einem eine Autofahrt unter Wehen erspart bleibt.

4. Die dramatische Hausgeburt

Auch die vierte Geburt wurde von wochenlangem Vorgeplänkel begleitet. Immer wieder Wehen, aber die hatten keine große Wirkung. Dann kam der Geburtstermin (31.03.2010) - und nichts passierte. Wir hatten diesmal wieder von Anfang an eine Hausgeburt geplant und die Hebamme hatte diesmal auch Zeit für uns. Allerdings war auch bei einer anderen Frau, die von ihr betreut wurde, der Geburtstermin schon verstrichen und wir hatten ein bißchen Sorge, dass unsere Kinder vielleicht zur gleichen Zeit kommen könnten. Deshalb war ich extrem erleichtert, als ich am 2.4.2010 erfuhr, dass meine „Konkurrentin“ ihr Kind bekommen hatte.

Am 3.4. war noch einmal CTG-Kontrolle in der Hebammenpraxis. Die Wehen waren da schon kräftig, aber für eine Geburt noch

 106

zu unregelmäßig. Aber im Laufe des Tages verstärkte sich mein Gefühl, dass bald etwas passieren würde. Alles war irgendwie anders als bisher. Ich konnte auch meine 3 Söhne kaum noch um mich ertragen, so dass mein Mann sie am Nachmittag zu verschiedenen Babysittern gebracht hat. Um 17.30 Uhr wollte die Hebamme zu uns kommen und sobald sie im Haus war, hatte ich plötzlich das Gefühl, dass die Wehen langsam wieder verschwinden. Sie ist aber trotzdem geblieben und wir haben uns auf einen Einlauf geeignet, der die Wehen vielleicht wieder in Schwung bringen würde.

Da anschließend immer noch nicht mehr passierte, haben mein Mann und die Hebamme erstmal ein Brettspiel miteinander gespielt, während ich daneben auf einem Gymnastikball meine noch gut zu ertragenden Wehen veratmet habe. Irgendwann hat die Hebamme wohl gemerkt, dass sich was bei mir verändert hat und ist zum Auto gegangen, um ihre Utensilien zu holen. Das war gegen 20 Uhr. Dann hat sie mich gefragt, wo das Kind denn zur Welt kommen soll und wir sind von der Küche ins Wohnzimmer umgezogen, wo mein Mann schonmal die Malerfolie auf das Sofa gelegt hat. Als dann die Presswehen einsetzten, wurde die Geburt plötzlich dramatisch.

Die Hebamme hat gemerkt, dass das Kind nicht weiter kam, nachdem der Kopf geboren war und festgestellt, dass es die Nabelschnur um den Hals und die Schultern gewickelt hatte. Mein Mann musste ihr dann blitzschnell eine Schere auspacken und sie hat sofort die Nabelschnur durchtrennt. Dann konnte unsere Tochter um 21.15 Uhr endlich komplett geboren werden. Sie war ziemlich blau und sah ganz schlimm aus, hat sich aber glücklicherweise sehr schnell erholt.

Der Abschluss der Geburt war durch das vorzeitige Durchtrennen der Nabelschnur nicht so schön wie die vorherigen, aber letztendlich kommt es nur darauf an, dass alles gut gegangen ist. Und man sieht, dass eine erfahrene Hebamme auch in kritischen Situation eine Hausgeburt hinkriegt. Im Krankenhaus hätte man auch nichts anderes machen können, als die Nabelschnur sofot zu durchtrennen. Wahrscheinlich wären wir dort in irgendeine Notfallroutine hinein geraten und hätten die erste Zeit mit unserer Tochter überhaupt nicht genießen können. So hat die Hebamme unsere Tochter beobachtet und untersucht und als klar war, dass alles in Ordnung ist hat sie aufgeräumt und uns erstmal bis zum nächsten Morgen alleine gelassen.

Anke mit Lotte

„Eine Minute Pause, eine Minute Wehe. Das war gut aushaltbar.“

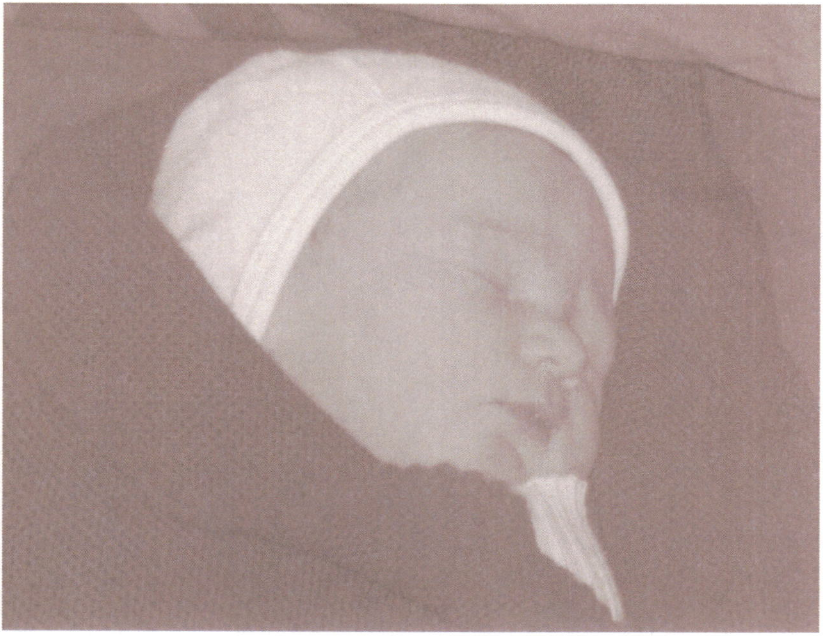

„Für einen Moment hielt der Himmel den Atem an – und ein neuer Stern erstrahlte.“ - Verfasser unbekannt

Gegen drei Uhr nachts wurde ich von einer Wehe geweckt. Ich brauchte ein paar Sekunden, um richtig wach zu werden und zu begreifen, was da eben in meinem Körper geschehen war. Ich stand auf, ging ins Bad und wartete ab. Ich rechnete mit weiteren Wehen, denn ich hatte bereits am Morgen leicht zu bluten begonnen und viel dünnflüssigen Schleim verloren. Abends war meine Hebamme noch einmal bei mir gewesen, weil ich mir nicht sicher gewesen war, ob ich nicht doch auch Fruchtwasser verloren hatte und mein Baby zudem den ganzen Tag über ungewohnt ruhig gewesen war. Doch Isabelle konnte mich beruhigen: Die Herztöne waren super und Fruchtwasser ließ sich auch nicht nachweisen. Also war ich gegen elf Uhr zufrieden schlafen gegangen.

Jetzt in der Nacht kamen rasch weitere Wehen, im Abstand von etwa fünf Minuten. Gegen halb vier weckte ich meinen Mann und wir gingen gemeinsam nach unten, um alles für das große Ereignis vorzubereiten. Ich kochte mir eine große Tasse Tee, versuchte noch einmal auf Toilette zu gehen und veratmete zwischendurch die Wehen, die jetzt schon deutlich stärker wurden. Mein Mann deckte inzwischen Sofa, Boden und einen bereit gelegten Futon mit Malervlies und Laken ab, zündete Kerzen und im Kamin ein Feuer an.

Um vier rief ich Isabelle an, die eine halbe Stunde später bei mir eintraf. Da kniete ich schon vor dem Sofa und hatte zu tönen begonnen. So ließen sich die Wehen gut aushalten, die inzwischen sehr kraftvoll geworden waren. Auf der einen Seite von mir saß mein Mann in einem Sessel, auf der anderen Seite kniete Isabelle neben mir, um mir in den Wehen das Kreuzbein mit Öl zu massieren - was eine ungeheure Wohltat war. Zwischen den Wehen reichte sie mir auf Wunsch Tee und Traubenzucker und half mir immer wieder, zu einem ruhigeren Atemrhythmus zurückzufinden, indem sie leise mit mir atmete.

Ansonsten ließ sie mich in Ruhe, so dass ich mich ganz auf meinen Körper und das Baby in mir konzentrieren konnte. Keine störenden Untersuchungen, außer dass sie ein paar Mal während einer

Wehe die Herztöne des Babys kontrollierte, was ich aber nur am Rande mitbekam. Wenn ich aufschaute, sah ich die Bäume in unserem Garten und davor, auf der Fensterbank, das Licht dreier brennender Kerzen. Wir sprachen nicht viel, ich richtete meine Aufmerksamkeit ganz auf die Geburt.

Inzwischen - es war fünf, vielleicht auch schon halb sechs - kamen die Wehen alle zwei Minuten. Eine Minute Wehe, eine Minute Pause, das war gut aushaltbar. Isabelle half mir, meine Hose auszuziehen und legte eine Decke über mich, damit ich warm blieb.

Gegen halb sechs kam die zweite Hebamme. Ich hatte sie gar nicht kommen hören, aber Isabelle sagte mir, dass wir nun zu viert seien. Ich hatte bereits zuvor den Drang zum Pressen verspürt, jetzt wurde er richtig stark. Und dann ging alles ganz schnell. Eine Presswehe und die Fruchtblase platzte, eine zweite und ich spürte, wie sich der Kopf meines Babys Richtung Ausgang schob. Eine dritte und das Köpfchen kam, es war das einzige Mal, dass ich mir einen lauten Schrei nicht verkneifen konnte. Und gerade als ich dachte, bis zur nächsten Wehe verschnaufen zu können, spürte ich, wie die dritte Wehe noch einmal an Kraft gewann, so dass auch der Rest des kleinen Körpers aus mir herausglitt.

Da lag nun dieses schleimige, blutige Bündel Mensch unter mir und im schummerigen Licht der Kerzen konnte ich vor lauter Nabelschnur nicht einmal erkennen, ob ich ein Mädchen oder einen Jungen geboren hatte. Doch das war jetzt ohnehin zweitrangig. Mein Baby wagte einen zaghaften ersten Schrei und ich hob es auf, um es in meine Arme zu schließen. Minutenlang verharrten wir beide so vor dem Sofa.

Dann bat ich Isabelle und Nilufar, mir beim Aufstehen und Ausziehen zu helfen, damit ich mich mit meinem Baby auf den Futon legen konnte. Mein Mann legte sich zu uns. Nach ein paar Minuten sagte Isabelle, dass die Nabelschnur nicht mehr pulsiere und wir sie jetzt durchtrennen könnten. Nun aber musste ich erst mal mein Baby richtig anschauen. Mein erster Eindruck hatte mich nicht getäuscht: Ich hatte eine Tochter geboren.

Kaum dass mein Mann die Nabelschnur durchschnitten hatte, kam mein Sohn ins Wohnzimmer gelaufen. Ganz leise, fast ehrfürchtig sagte er: „Ich habe das Baby gehört." Ich wollte meine kleine Tochter nun trinken lassen, doch so richtiges Interesse zeigte sie noch nicht an meiner Brust. Egal, denn jetzt kam auch meine große Tochter nach unten und so saßen beziehungsweise lagen wir alle staunend um unser neues Familienmitglied herum.

Dann ging mein Sohn hoch, um sich für die Schule anzuziehen, und mein Mann und meine Tochter verzogen sich mit dem Baby aufs Sofa. Schließlich sollte ich noch die Plazenta gebären und untersuchen wollte Isabelle mich auch noch. Alles in Ordnung, lautete ihr Befund, lediglich eine kleine Schürfwunde am Damm. Dann setzte ich mich zu meiner Familie aufs Sofa, um meinem Baby abermals die Brust anzubieten. Diesmal trank sie.

Zeit auch für uns andere, etwas zu frühstücken. Mein Mann brachte meinen Sohn in die Schule, während die Hebammen für meine Große, die heute den Kindergarten würde schwänzen dürfen, und mich Toasts schmierten und den Kaffee tranken, der eigentlich für die Dammkompressen gedacht gewesen war - wir hatten ihn gar nicht gebraucht. Gegen viertel nach acht machten sich meine Hebammen auf den Nachhauseweg und ich lag glücklich mit meinen beiden Töchtern im Wohnzimmer, wo noch immer die Kerzen und das Feuer im Kamin brannten.

Nadine mit Julia

„Um 22 Uhr war sie dann da, untersuchte mich, und war etwas überrascht, als mein Muttermund bereits vollständig eröffnet war."

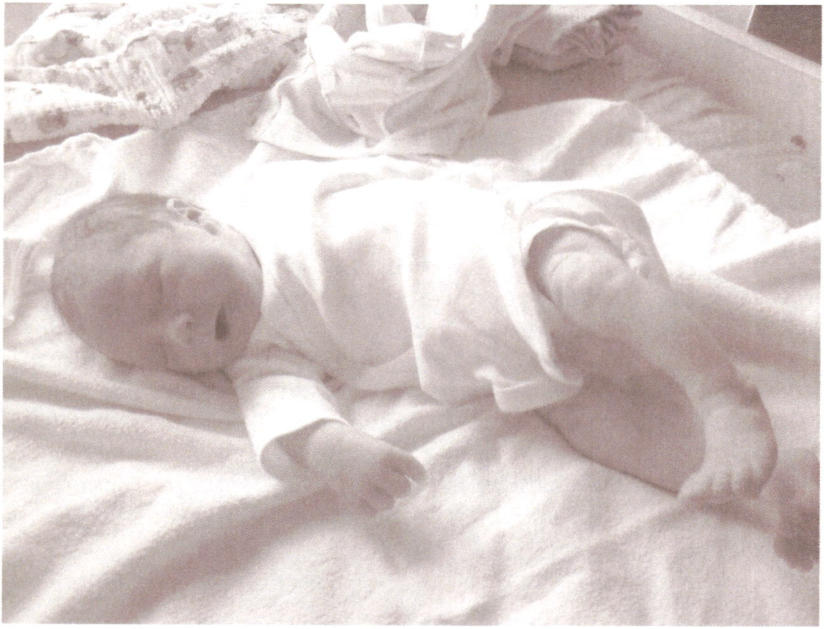

Ich bin das Licht der Welt.
Wer mir nachfolgt, der wird nicht wandeln in der Finsternis,
sondern wird das Licht des Lebens haben.
Johannes 8,12

Als bei mir das Thema „Kinder“ im Raum stand war von Anfang an klar: Ich mache eine Hausgeburt. Ich kannte es von meiner Mutter, und selbst hatte ich keine Lust im Krankenhaus gesagt zu bekommen, wie ich mit meinem Kind umgehen muss oder wie ich mich bei der Geburt verhalten soll. Meiner Meinung nach weiß eine Frau ganz genau, was sie tun muss und kann.

Nun gut, ich wurde schwanger. Im September 2008 habe ich es erfahren, der Temin war der 18. Mai 2009. Bei mir kam nie das Thema Krankenhaus in Betracht und ich habe mir auch keins angeschaut. Ich hatte ab der 10. Woche eine super nette Hebamme gefunden, zu der ich großes Vertrauen habe und mit dessen Kompetenz ich sehr zufrieden bin. Das Vertrauen muss einfach da sein, das war auch immer meine Angst in einem Krankenhaus. Was, wenn ich dann während eines Schichtwechsels entbinden müsste?

Ich hatte eine traumhafte Schwangerschaft, hatte wohl zwischendurch ein paar normale Vorwehen, die aber nie auf dem CTG zu sehen waren, also alles normal. Irgendwann war klar, ich darf eigentlich erst ab 37+0 zu Hause entbrinden und somit war für mich das große Datum der 27.04.2009 (mein Geburtstag). „Dass ich auch ja diesen Termin erreiche!“ Es wäre ein Montag gewesen.

Am Mittwoch bei 36+2 war meine Hebamme noch einmal zur Vorsorge da und es war alles bestens. Mein Arzt meinte auch, eine Woche vorher noch, das dauere noch eine ganze Weile. Mein Mann hatte Wochenenddienst am Samstag und ich hatte mit meiner Mutter ausgemacht die letzten Vorbereitungen zu treffen, doch mittags hatte ich dann irgendwie keine Lust. Meine Mutter meinte jedoch, wir sollten das noch machen.

Also fingen wir an, es lief nicht so rund, ich hatte einfach keine Lust etwas zu tun. Um 17 Uhr musste sie nochmals los, ihre andere Tochter wegfahren, und ich wollte in dieser Zeit den Grill anschmeißen. Ich setzte mich aber erstmal gemütlich aufs Sofa und legte die Beine hoch. Um ca. 18 Uhr war sie wieder da und ich meinte nur, naja, die letzte Stunde wurde der Bauch etwas oft hart. Wir haben uns nichts dabei gedacht und weiter das Essen vorbereitet und saßen dann gemütlich auf der Terrasse. Jedesmal, wenn ich etwas vom Grill holte hatte ich eine Wehe, dachte okay, war wohl etwas viel heute. Keiner wäre auf die Idee gekommen mal auf die Uhr zu schauen.

Um kurz vor acht kam dann der Schock: Ich wollte meiner Mama ein Fleisch holen und flatsch war alles nass, ich bin panikartig ins Bad und auf die Toilette gerannt. Meine Mutter hinterher, hat mich erst mal wieder „trocken gelegt" und wieder zurück auf die Terrasse.

Ich schnappte mir das Telefon, blieb sitzen und versuchte die Hebamme zu erreichen, aber dauerbesetzt. Hmmm, ich dachte nur oh nein, Fruchtblase geplatzt. Wehen hatte ich dann alle 4 Min. schon, sie waren zwar gut auszuhalten, doch ich merkte, wie jede immer stärker wurde. Meine Nachbarin war mittlerweile eingetroffen, sie hatte Telefonnotdienst, falls während der Geburt etwas sein sollte.

Eines war mir nach wie vor klar: Ich gehe nicht ins Krankenhaus. Gut dann habe ich meine Freundin angerufen und unser Gipsabdrucktermin für Sonntag abgesagt, denn das hatte sich ja erledigt, und meiner kleinen Schwester, dass sie nicht geholet werden kann. Tja, und dann war da ja immer noch das Problem, dass bei der Hebamme dauerbesetzt war. An ihr Handy ging sie komischerweise nicht. Meinen Mann wollte ich erst anrufen, wenn ich sie erreicht habe, sonst, so dachte ich, schiebe er noch Panik.

Dann musste ich aufs Klo, das war keine gute Idee. Denn sobald ich aufgestanden und gelaufen bin, kamen die Wehen fast durchgehend. Also war ich froh, als ich wieder saß. Um mittlerweile 21 Uhr, habe ich versucht bei der Kollegin meiner Hebamme anzurufen, da ging das Band ran. Okay, dann hab ich doch mal meinen

Mann angerufen, na und was war, er ging auch nicht ans Telefon. Ich dachte, das ist doch wie verhext.

Kurz vor halb zehn dann die Erlösung, mein Mann ruft zurück. Ja, er könne nach Hause kommen, und dann habe ich endlich auch die Hebamme erreicht. Sie hatte mit ihrer Kollegin telefoniert über die Fortbildung. :-) Das Handy hatte sie im Auto, sie dachte nicht, das es losgeht. :-)

Erst dachte sie ja, es ist noch alles im grünen Bereich, so lange ich noch selber telefonieren kann. Doch sie merkte dann, dass es mir ernst ist und meinte, sie sei gleich unterwegs. Um 22 Uhr war sie dann da, untersuchte mich, und war etwas überrascht, als mein Muttermund bereits vollständig eröffnet war. Es stand nur noch eine kleine Wölbung.

Naja das ging ja leicht und somit bin ich wieder zu meiner Nachbarin auf die Terrasse. Mir ging es ja gut, nur ständig laufen war nichts, denn dann wurden die Wehen einfach zu heftig. Dem Kind ging es blendend, sie hat fröhlich gestrampelt mit Wehe, ohne Wehe, es war ihr einfach wurscht.

Um ca. halb 12 lag ich dann in der Badewanne, doch da hatte ich nicht so einen guten Halt während den Wehen, so dass ich dann gegen 12 wieder raus bin und auf die vorbereitete Matratze. Klar, die Wehen wurden stärker und ich durfte, wenn ich wollte, mitschieben, doch die richtigen Presswehen ließen noch einen Moment auf sich warten.

Die Hebamme hatte mir vorgeschlagen, die Stellung zu wechseln, doch das konnte ich nicht. Da mir einfach meine Hüfte sehr wehtat (ich habe ein Hüftleiden) und dann kamen schon die Presswehen. Die, wenn man Pressen darf, nicht schlimm sind. Ich hatte einige Presswehen, doch das war auch gut so. Dadurch bin ich nicht gerissen und nicht verletzt worden. Für die Kleine war es auch angenehm, sie hatte nicht mal einen blauen Kopf von der Geburt.

Nachts um 1:10 Uhr bei 36+6 war sie dann da. Sie kam direkt auf meinen Bauch und wir konnten kuscheln. Wir ließen die Nabelschnur auspulsieren, dann hat mein Mann sie durchgeschnitten. Die Nachgeburt kam ca. eine Stunde später. Erst als ich dann duschen ging, hat die Hebamme die U1 gemacht und sie mir angezogen. Dann wollte sie noch etwas trinken und wir sind alle gemütlich ins Bett gegangen.

Alles in allem war es eine schöne, entspannende Geburt und ich würde es wieder so machen. Ich kann nur Vorteile daraus ziehen!!!

Ich bin aktuell wieder schwanger und plane selbstverständlich wieder eine Hausgeburt, ich vertraue mir und meinem Körper, natürlich meiner Hebamme und meiner Mutter, die mit ihren 7 Kindern doch auch schon ihre Erfahrungen hat.

Tine mit Florian

„Mein Sohn war da 3 Jahre und 8 Monate alt, feuerte mich an (...)“

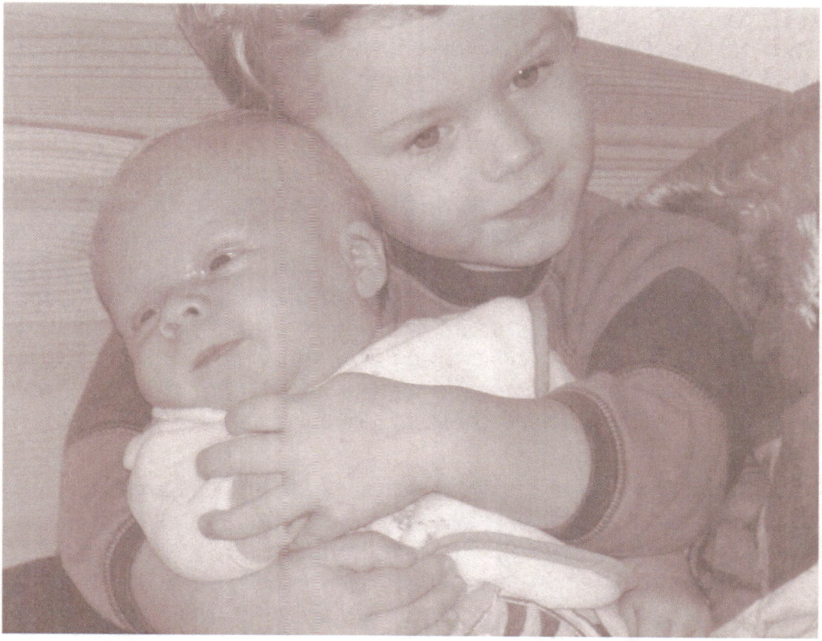

„Kinder kann man gar nicht erziehen. Sie machen einem sowieso alles nach." - Karl Valentin

Wir schreiben den 6.12.08.

Morgens ging es mir erkältungstechnisch total schlecht,war 4 Tage über ET und dachte: Nee, heute kannste kein Kind kriegen! Hab dann auch ein Erkältungsbad genommen und bin mittags ins Bett. Anscheinend war der Schlaf sehr ergiebig, denn danach war ich fit und promt eine Stunde nach dem Aufstehen fingen die Wehen an, da war es 17.30 Uhr. Sie wurden auch sehr schnell regelmäßig. Ich hab dann noch bissel gegessen, was Menne gekocht hatte und hing mich dann ans Telefon, meine Schwester anrufen.

Mit ihr am Ohr bin ich dann 1,5 Stunden im Flur rumgetigert, bei jeder Wehe hab ich sie weggelegt und veratmet. Um 21 Uhr rief ich dann die Hebi an und als sie mich 30 Min. später untersuchte, war ich bei 5 cm. Mittlerweile hing ich mit Übergangswehen an meinem Mann dran und verfluchte unseren Zeugungstag. So langsam wollte ich meine endgültige Geburtsposition, kniend vor meinem Pezziball einnehmen. Mein Sohn war da 3 Jahre und 8 Monate alt, feuerte mich an und gnade Gott war Wehenpause, dann hat er gleich gesagt, ich soll doch weitermachen, damit das Baby rauskommt. Er hat mich immer wieder getröstet, mir seinen Hasi gegeben, meine Hand gehalten und Tränen abgewischt. Zeitweise hatte eine Hand mein Mann, die andere mein Sohn. Wobei ich natürlich nur die von Michael (meinem Mann) gequetscht hab.

Die Hebamme hielt sich die ganze Zeit im Hintergrund, ich brauchte sie nicht. Während der Presswehen hab ich es tatsächlich diesmal geschafft, nicht zu schreien, sondern die ganze Kraft dafür zu verwenden, nach unten zu pressen!! 5 Minuten vor der Geburt platzte die Fruchtblase. Dann kam ziemlich schnell der Kopf (36 KU). Die Hebi wollte gerade Hände abwischen zum Körper drehen, da überkam mich eine Wehe und der Körper schnellte nach draußen, ohne das sie die Schultern drehen konnte. Sie konnte ihn gerade noch auffangen. Das brachte mir einen kleinen Scheidenriss und einen Dammriss zweiten Grades ein.

Als er rausschoss, war es 23.07 Uhr. Gerade noch zum Nikolausbaby geschafft, was ich mir sooo gewünscht hatte. Danach hat mir Florian mal gleich auf den Bauch gekackt, wohl weil es so schnell ging am Schluss. Ich bin dann erstmal erschöpft, aber glücklich auf eine Matratze im Wohnzimmer gesunken und war soooo froh daheim zu sein!!!

Als ich dann zusammengeflickt im Bett lag und mich erholte, wurde Flo im Kinderzimmer untersucht und mein kleiner Geburtshelfer schlief erschöpft neben mir ein. Michael trug ihn dann ins Bett und fiel dann, als Hebi weg war, müde in die Kissen. Ich hingegen betrachtete mein Baby und war selig.

Ich kann es nur jedem empfehlen. Sollte ich noch mal ein Kind kriegen, nie mehr woanders als zu Hause! Meinen Sohn hatte ich hinreichend mit echten Bildern und einem Video aufgeklärt, so das er null Angst um seine Mama hatte und der ganze Vorgang völlig logisch für ihn war.

Heike mit Lenja

„Ich drehte mich um und mir ging es fantastisch. Ich fühlte mich wie im Film.“

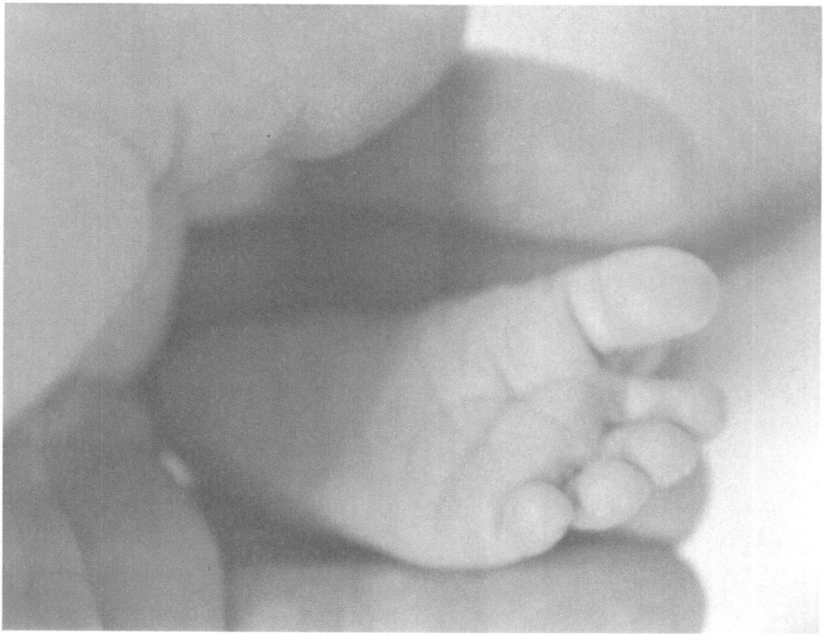

„Mit jedem Menschen ist etwas Neues in die Welt gesetzt, was es noch nicht gegeben hat, etwas Erstes und Einziges.“ - Martin Buber

An einem Donnerstag im Mai ging es mir sehr schlecht, richtig elend. Mein Gefühl sagte mir gleich, das fühlt sich sehr schwanger an. Da ich auch schon mit der Blutung überfällig war und wir nicht so regelmäßig verhüteten, lag es nah ... mir ging es so schlecht, dass ich selbst nicht das Haus verlassen konnte. Also rief ich meinen Schatz an und bat ihn in die Apotheke zu fahren um einen Test zu holen. Er war natürlich davon nicht so begeistert (ist doch peinlich und so) aber er tat es - und nur das zählt.

Nachdem wir unsere Tochter, Laura, knapp 1,5 Jahre für eine Weile in Omas Obhut gegeben hatten, haben wir entgegen allen Empfehlungen am späten Nachmittag den Test gemacht. Wir brauchten nur einzelne Sekunden zu warten und sofort wurden beide Streifen farbig. Wir konnten es nicht fassen! Ein Wechselbad der Gefühle folgte anschließend, war es doch nicht so schnell geplant, aber vom ersten Moment an gewollt und Willkommen. Nachdem wir wieder etwas gefasst waren, rief ich am gleichen Abend meine Hebamme an, zu der ich ein sehr vertrautes, ja freundschaftliches Verhältnis habe. Beate war selbst zu diesem Zeitpunkt im 5. Monat schwanger, aber ohne viel zu sagen wusste sie sofort Bescheid und sagte sofort zu mich zu betreuen.

Bei meiner ersten Geburt hatte ich Beate als Beleghebamme, was das einzig Richtige in meinen Augen bei einer Klinikgeburt ist. Schon in der ersten Schwangerschaft spielte ich mit dem Gedanken einer Hausgeburt, aber aus verschiedenen Gründen entschieden Beate, mein Partner und ich uns dann für eine Beleggeburt, die ambulant geplant war. Die Geburt war super und schön, was die Wenigsten, denen ich das danach erzählte, nachempfinden konnten. Wie kann eine Geburt schön sein? Leider wurde dann doch daraus ein viertägiger Aufenthalt, da Laura schon in den ersten Stunden sehr gelb wurde.

Der Aufenthalt in der Klinik tat uns mental alles andere als gut, die Wochenbettbetreuung war Stress - und so wusste ich schon vor der nächsten Schwangerschaft - beim nächsten Kind nur eine Haus-

geburt, unbedingt (natürlich nur wenn medizinisch nichts dagegen spricht). Beate hatte zwischenzeitlich auch schon einzelne Hausgeburten und schwärmte immer davon ... und ich hörte schon etwas neidisch zu

Wir brauchten sie nicht überzeugen und sie uns auch nicht, denn wir wussten, was wir wollten - unser Baby zu Hause in Ruhe bekommen und ankommen lassen ohne genervtes Personal eine Stress machende Ärztin etc.

Natürlich kommen auch mal so Gedanken was wäre wenn, aber die kamen bei uns beiden und verschwanden sofort wieder. Wir waren einfach überzeugt, dass es klappt. Umso schwieriger war dann das Aufklärungsgespräch mit Beate, wo eben noch einmal auf möglich Risiken und Gefahren hingewiesen wird und immer wieder der Satz: „Heike, du musst im Hinterkopf haben, das wir eventuell bei akuten Risiken doch in die Klinik fahren müssen." Ich habe es akzeptiert, war aber froh, als der Termin geschafft war. Negative Gedanken darf man bei einer Hausgeburt nicht zulassen.

Mein Partner war von Anfang an der gleichen Meinung und stand immer hinter mir. Für ihn war eine Hausgeburt einfach in Ordnung. Das Einzige, was er sich nicht so vorstellen konnte, war, wie es mit dem vielen Blut, so zu Hause wird. Dazu meinte Beate nur, das ist zu Hause immer viel weniger Schweinerei als in der Klinik und ganz schnell wieder weg. Sonst haben wir unser Vorhaben nur engsten Vertrauten mitgeteilt, bei denen wir wussten, dass sie uns nicht mit guten Ratschlägen umstimmen wollen. Meine Mutti war sehr begeistert und offen, sie wohnt in einer separaten Wohnung im gleichen Haus, und sollte wenn es passt unsere Laura betreuen. Meine Schwester, mit der ich vier Monate zeitgleich schwanger war, hat es sich nicht vorstellen können, aber gemeint „Du weißt schon was du tust". Meine besten Freundinnen fanden es spannend und zum Teil mutig, aber wussten, dass es zu mir passt.

Wir waren der Meinung, es nicht vorher publik zu machen, we-

gen der ganzen „Gefahren“ und „Risiken“ zu Hause und den Leuten, die immer meinen zu wissen, was das Beste ist. Oder sich hinterher rechtfertigen zu müssen, wenn es doch keine Hausgeburt geworden wäre.

Unser errechneter Geburtstermin war der 24.12., das wollten wir alle nicht. Und so wussten auch wieder nur ganz wenige Familienmitglieder und Freunde diesen Tag. Mir ging es Weihnachten richtig gut, keine Wehen, kein Ziehen alles bestens. Beate meinte immer, „Das Baby kommt erst, wenn du bereit bist, Heike.“

Am 30.12. abends plötzlich großer Schleimabgang und Panik, denn wir hatten niemanden für Laura. Meine Mutti war bis 1.1. verreist und jemand anders auch nicht greifbar. Beate beruhigte mich, das hat noch nichts zu sagen, kann noch mehrere Tage dauern. So war es dann auch.

Wir verlebten ruhig Silvester, die Neujahrsgrüße waren natürlich alle nur Vorwand „Was immer noch nicht da???“

Nach frischem Schneefall gingen wir ausgiebig spazieren, mir ging es rundum gut. Abends gingen wir zeitig schlafen, schließlich war die Silvesternacht ja doch etwas schlafraubend. Gegen 21.30 Uhr musste ich noch mal auf Toilette und ich merkte wie mein Kreislauf schlapp machte und ich mich direkt auf den Fußboden legen musste. Später waren Beate und ich der Meinung, das war sicher der Blasensprung, in dem Moment merkte ich das nicht so, bei Laura gab es damals einen Riesenknall und ich verstand gar nicht, dass ich das nur hörte! Jens kam sofort an, was denn los sei, und ich sagte, es zieht irgendwie (das Gefühl, als ob mir jemand mit dem Gürtel den Bauch immer enger ziehen will) und schon war ich mitten dabei die Wehen zu veratmen.

Jens „Soll ich Beate anrufen?“ Heike „Nein, nein, das geht sicher gleich wieder weg“ Kurze Zeit später kam Jens mit dem Han-

dy in der Hand wieder und ich hörte ihn sagen „Heike hat seit ca. 10 Minuten Wehen, veratmet schon doll“ Beate machte sich sofort auf den Weg und war ca. 20 Minuten später da. Bloß gut, denn das war so eine Angst von Jens, das Kind auf keinen Fall allein zu bekommen. Geplant war das Baby im Erdgeschoss im Wohnzimmer vor dem Kamin zu gebären. Aber das schafften wir nicht. Die Wehen waren innerhalb kurzer Zeit so stark (Muttermund 6/7cm) und wir blieben im Schlafzimmer, wo mich Jens sehr stützend kurz vorher hinbrachte. Ich sagte, das Baby solle auf keinen Fall heute noch kommen, am 1.1., das wollten wir eigentlich nicht. Daraufhin sagte Beate „Jetzt lass dein Kind raus“ und Jens drehte den Wecker weg von mir. Jens holte die Geburtskiste mit diversen Utensilien, die Beate uns vorher schon mitgeteilt hatte und auch noch Kerzen und Musik.

Beate half mir sofort richtig zu veratmen und in den Pausen, die schon nur noch wenige Minuten waren, ganz ruhig zu atmen und Kraft zu tanken.

Schon das erste Baby wollte ich unbedingt ohne Schmerz- und Hilfsmittel bekommen, wenn dann nur homöopathische. Und so war es dann auch, ich gebar Laura ganz normal. So wollte ich es diesmal auch und wusste auch, dass es geht. Angst hatte ich in der zweiten Schwangerschaft gar nicht vor der Geburt. Ich freute mich darauf, auch wenn es natürlich schmerzhaft ist. Aber das sind solche Urgewalten, nicht so ein Medizinschmerz, eher ein guter Schmerz, denn jede Wehe bringt ja das Baby näher. Zu Hause in der Ruhe war ich ganz bei mir selbst und in mir und habe auch bewusst in den Wehen gedanklich mit meinem Baby kommuniziert (was bei der ersten Geburt gar nicht war) und ihm gut zugesprochen. Ich fand die Wehen diesmal zwar heftiger, wahrscheinlich weil es noch viel schneller als die erste Geburt ging.

Jens war nah bei mir und Beate meinte dann, es wäre gut wenn ich noch mal aufstehen könnte, aber das schaffte ich nicht. Also kniete ich mich vors Bett, aber da waren die Herztöne nicht so gut zu hören und für meine Knie war es auch nicht so optimal. Also wieder rauf aufs Bett und dann verspürte ich auch schon einen Pressdrang, Beate meinte, sie sehe und fühle schon das Köpfchen und ich dachte, gleich zu zerspringen. Ich fühlte auch, dass es ganz gleich soweit sei, aber irgendwas klemmte ... also Positionswechsel ... wie es Beate sagte, war ich schon im Vierfüßlerstand (vorher unvorstellbar!) und hatte so eine gewaltige Presswehe, schaute mit dem Kopf durch Richtung Füße und unser Baby kam mit einem Satz rausgeflutscht. Beate und Jens waren total überrascht, kein Einstellen des Kopfes und der Schulter - eine Wehe und da war sie.

Ich drehte mich um und mir ging es fantastisch. Ich fühlte mich wie im Film. Sofort gab mir Beate unsere Maus und ich nahm sie und legte sie mir auf den nackten Körper. Sie wollte sofort an die Brust und saugte, da hatte noch jemand gute Arbeit geleistet. Am 1. Januar neun Minuten vor Mitternacht wurde unsere Lenja zu Hause, schnell aber sanft und in Ruhe geboren. Wir waren alle total glücklich und stolz. Wie sich dann herausstellte, war Lenja ein sogenannter „Sternengucker" und die Geburt war eine hintere Hinterhauptslage. Deshalb ist sie mit einem Satz geboren und ich bin etwas gerissen, was aber Beate souverän reparierte. Wir hatten einen Schutzengel, denn oft passieren bei den Geburten größere Dammrisse, aber der Vierfüßlerstand federte das gut ab.

Nach zwei Stunden waren wir dann zu dritt und auf Wolke sieben. Nebenan schlief unsere Laura ganz tief und fest, wie sie das mit ihren zwei Jahren noch gar nicht regelmäßig machte. Aber es passte alles. Meine Glückshormone ließen mich die erste Nacht kein Auge zumachen, ich betrachtete immer wieder unsere kleine Maus, die friedlich zwischen uns schlummerte und die Geburt zog noch mal in Gedanken vorüber.

Am nächsten Morgen verkündeten wir freudig unsere Botschaft von unserer zweiten Tochter, die friedlich zu Hause geboren wurde. Wir erhielten fast nur positive Reaktionen darauf, und immer wieder war von Mut die Rede, wobei ich es genauso mutig finde, in die Klinik zu gehen und sich in die Hände von Ärzten und Hebammen zu geben, die einem fremd sind. Mein Vater war froh, nichts vorher davon gewusst zu haben, denn wie ich es richtig eingeschätzt hatte, hätte er versucht mich umzustimmen.

Eine magische Stimmung und ein Zauber lag die ersten Stunden in unserem Schlafzimmer und trotz heftiger Nachwehen und leichte Nahtschmerzen, war ich ganz tief glücklich und erfüllt. Ich durfte dank der großartigen Unterstützung meines Partners und meiner Mutti ein ruhiges erholsames Wochenbett verbringen und habe die ersten Tage tatsächlich fast ausschließlich im Bett verbracht, indem auch Lenja geboren wurde. Lenja genoss die Ruhe sehr, war ganz ausgeglichen. Am dritten Tag kam ich langsam wieder so richtig im Leben an und habe wieder am Familientisch gegessen.

Ich erinnere mich sehr gern und nur positiv an die wunderschöne Hausgeburt und wir sagen beide, wenn es noch mal so sein sollte, dann natürlich wieder ganz in Ruhe und Geborgenheit zu Hause.

Meike mit Finn

"Diese Geburt war so einmalig schön und jetzt will ich unbedingt noch ein drittes Kind… Ich will noch eine Hausgeburt!"

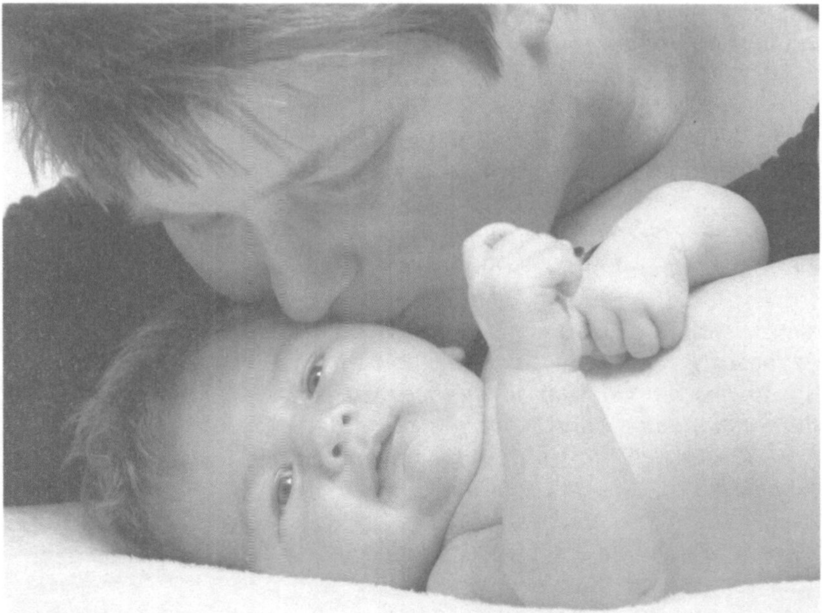

„Man muss noch Chaos in sich tragen, um einen tanzenden Stern gebären zu können" - Friedrich Nietzsche

Samstag 22.5.2010

8.00 Uhr: Alle sind wach und wir beschließen zur Eröffnung von Yukon Bay zu fahren. Wer weiß denn schon, wann wir das nächste Mal in den Zoo kommen...

8.50 Uhr: Mit vielen anderen stehen wir vor dem Eingang und erwarten voller Spannung die Öffnung. Yukon Bay ist wirklich schön geworden und wir bestaunen die Alaska-Landschaft bis 10:30 Uhr. Dann wird es uns zu voll und wir gehen zurück zum Auto. Noch im Auto telefoniere ich mit dem Krankenhaus, da ich nochmal zur CTG Kontrolle soll. Ich soll um 12.00 da sein. Wir fahren also noch schnell unseren Einkauf machen und dann setze ich die Männer zuhause ab und fahre ins 5 min. entfernte Krankenhaus.

12.00 Uhr: CTG wird geschrieben. Eine Stunde lang!!! Alles ist super und nicht eine Wehe zu sehen. Ich werde noch gebeten Urin da zu lassen. Auf der Krankenhaus Toilette passiert es dann um 13.30 Uhr - ein Blasensprung.

Die Ärztin macht noch einen Ultraschall und erzählt mir einen von da bleiben und Antibiose. Mir wird ein bisschen mulmig. Hoffentlich lassen die mich ohne Theater weg. Gott sei dank kommt dann die Hebamme, die mich auch schon akupunktiert hat. Sie bestätigt den Blasensprung und kontrolliert das Köpfchen - schwer abschiebbar. Ich darf gehen. Ich verweigere auch noch eine Blutabnahme und dann schnell nach Hause.

14.30 Uhr: Ich bin zu Hause angekommen und wir piepsen meine Hebamme an. Sie entscheidet abends also nicht mehr in den Urlaub zu fahren und will sich zwischen 17 und 18 Uhr bei mir melden. Wehen habe ich ja noch keine.

15.30 Uhr: Die ersten Wehen! Schon um 16.00 bitte ich meinen Freund mal die Abstände zu messen. Heftige Wehen alle 3 Minuten. Wir rufen erneut die Hebamme an. Sie wird sofort losfahren, braucht aber 45 Min. Sie fragt mich, ob sie vorerst ihre Vertretung schicken soll, da diese schneller da ist. Das verneine ich aber. Mein Freund füllt schon mal den Geburtspool zur Hälfte.

17.00 Uhr: Meine Hebamme trifft ein und begrüßt mich mit den Worten "Oh, die Wehen sind aber schon ordentlich". Jupp, sehe ich auch so.

Sie untersucht mich kurz - Muttermund fingerdurchlässig und alles weich. Ich veratme tapfer die Wehen, mein Freund geht noch ein bisschen PC spielen...meine Hebamme weicht nicht von meiner Seite.

18.00 Uhr: Mein Freund kommt wieder dazu und fragt wie weit es denn wäre und ob noch mal geguckt wurde. Daraufhin untersucht meine Hebamme nochmal - 6cm unter einer Wehe. Ohne Wehe noch mehr. Ich feiere das auf dem Sofa. Sie fragt, ob ich in den Pool möchte. Ich bleibe noch ein paar Wehen an Land und steige dann in das warme Wasser. Das ist schön.

Die Wehen sind echt heftig, aber ich fühle mich trotzdem wohl. Die Herztöne des Babys gehen ein bisschen hoch und das Wasser im Pool wird ein bisschen abgekühlt! Alles okay.

Ca. 19.00 Uhr: Meine Hebamme untersucht mich im Wasser noch mal und stellt fest, dass ein ganz kleiner Rest Muttermund noch steht. Sie schiebt ihn weg und sofort daraufhin kommt auch schon das Köpfchen. Für uns beide völlig überraschend.

Nächste Wehe und schon halte ich meinen kleinen perfekten Sohn im Arm - 19.10Uhr

Noch nicht abgenabelt verlassen wir gemeinsam den Pool und der Papa darf in aller Ruhe abnabeln. Der kleine Mann wird das erste Mal gestillt und wir warten auf die Plazenta. Um kurz vor 8 ist alles vorbei und die Oma und der große Bruder dürfen gucken kommen.

Diese Geburt war so einmalig schön und jetzt will ich unbedingt noch ein drittes Kind... Ich will noch eine Hausgeburt!

Diana mit Jenson

„... es fühlt sich für mich eher selbstverständlich an."

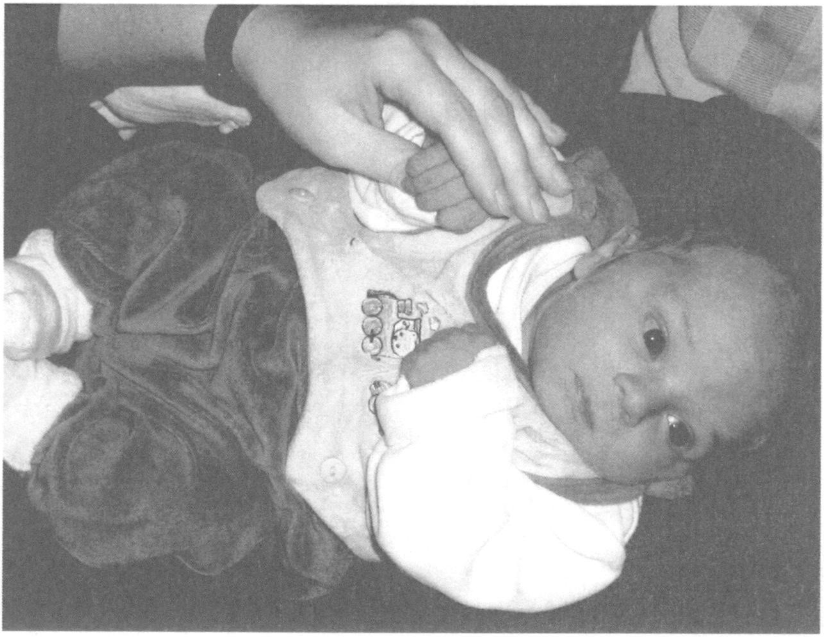

„Du kannst Ihnen deine Liebe geben, nicht aber deine Gedanken. Denn sie haben ihre eigenen Gedanken." - Khalil Gibran

Ich war bei Jensons Geburt (12/2009) 30 Jahre alt, mein Mann Marc wurde zwei Wochen später 38. Ich habe unseren ersten Sohn James (6/2007) mit meiner Beleghebamme Bettina in einem Krankenhaus in einer Badewanne geboren. Damals wussten wir schon, dass wir auf jeden Fall ein zweites Kind wollten und ich wollte wieder eine Wassergeburt.

Die Schwangerschaft verlief problemlos, außer dass meine Frauenärztin mich wegen meines Übergewichts als Risikoschwangere einstufte. Da sie weder davon begeistert war, dass ich nur für die Ultraschalluntersuchungen zu ihr komme, geschweige denn eine Hausgeburt befürwortete, und mich auch noch zum Diabetologen und zur Pränataldiagnostik schickte, suchte ich mir noch während der Schwangerschaft eine andere Frauenärztin. Ansonsten begab ich mich vertrauensvoll in die Hände von Bettina.

Zu der Zeit kam mir auch die Idee, für die Geburt gar nicht erst ins Krankenhaus zu fahren. Die einzige Sorge von Marc war, wer die Plazenta entsorgt und die Badewanne sauber macht. Bettina konnte ihn beruhigen, dass sie das übernimmt. Ich finde es sehr schade, dass die meisten Frauen sich eine Hausgeburt so wenig zutrauen, dass sie diese Möglichkeit nicht einmal so weit in Betracht ziehen, sich darüber genauer zu informieren. Sie wollen die absolute Sicherheit für sich und ihr Kind und wollen auch nichts davon hören, dass es diese genauso wenig im Krankenhaus gibt. In anderen Fällen weiß ich, dass der Mann Angst hat, die Verantwortung und eventuell Entscheidungen für die werdende Mutter und das Kind zu übernehmen und dies lieber im Krankenhaus abgibt.

Für mich kam allerdings eine Hausgeburt auch nur mit Bettina in Betracht. Es liegt sehr viel an dem Vertrauensverhältnis zur Hebamme. Ich habe mit Bettina schon in der ersten Schwangerschaft meine Ängste geklärt und sie hat mich immer bestärkt, dass ich meinem Körper vertrauen soll und dass ich das schaffen werde. Das Schönste ist, dass ich das Vertrauen in meinen Körper und mei-

ne Fähigkeiten auch als Mutter bis heute behalten habe. Auch in schwierigeren Phasen mit meinen Jungs (z.B. James' Autismusstörung) habe ich immer auf mein Bauchgefühl gehört. Dies hat sich im Nachhinein meist als richtig erwiesen.

Meine Familie und Freunde hielten mich für mutig, aber keiner hat wirklich Bedenken geäußert. Ich fühle mich auch heute noch nicht als besonders mutig, es fühlt sich für mich eher selbstverständlich an. Als ich meiner Mutter sagte, dass ich mit mehr Kritik gerechnet hätte, meinte sie, dass ich mich offenbar gut darüber informiert hätte und wohl kaum unnötige Risiken eingehen würde. Dass anscheinend alle mir vertrauten, die richtige Entscheidung zu treffen, machte mich stolz.

Da James nach einem Blasensprung 12 Tage früher auf die Welt kam und der Entbindungstermin sich aufgrund unregelmäßiger Periode nicht eindeutig war, war ich der Überzeugung, dass sich Jenson auch früher als erwartet aufmachen würde. Ich war auch schon mehr als bereit, da er mit Vorliebe in meine Organe boxte und ich außerdem von Wassereinlagerungen über Muskelkrämpfe jedes Schwangerschaftswehwehchen mitgenommen hatte.

Als dann der Entbindungstermin verstrich, war ich etwas frustriert. Außerdem machte ich mir Sorgen, bei Übertragung zu Einleitungsversuchen ins Krankenhaus geschickt zu werden. Bettina baute mich auf, in dem sie mir verschiedene Methoden aufzählte, die sie im Repertoire hätte, falls ich 10 Tage über dem Termin kommen würde.

Nachdem ich mich schon darauf eingestellt hatte, dass Bettina wohl mit einer Eipollösung nachhelfen müsste, wachte ich eine Woche nach dem errechneten Entbindungstermin nachts um 2:30 Uhr mit leichten Wehen auf. Vor lauter Aufregung und Vorfreude konnte ich nicht mehr schlafen und bin im Wohnzimmer auf und ab gegangen. Die Wehenabstände verkürzten sich auf 5 Minuten, so dass ich um 4:15 Uhr Bettina anrief und anschließend Marc weckte. Keine halbe Stunde später war Bettina da und die Wehen blieben erstmal konstant in Abstand und Intensität.

Aber die Wartezeit auf mein Baby sollte noch nicht zu Ende sein. Trotz Beckenkreisen und Rumlaufen wurden die Wehen immer schwächer und die Abstände immer größer. Um 11:00 Uhr vereinbarten Bettina und ich, dass sie vorerst wieder fährt und wir am Abend wieder telefonieren, falls sich bis dahin nicht schon etwas getan hat. Als sie dann weg war, war ich ziemlich deprimiert und ein paar Tränen liefen doch vor Enttäuschung. Ich wollte doch endlich mein Baby bekommen. Ich ging erstmal duschen und der Rest des Tages verlief ruhig.

Um 18:00 Uhr rief ich Bettina an, um ihr zu sagen, dass sich nichts weiter getan hätte. Sie meinte, ich solle abwarten, es würde bestimmt in der Nacht weiter gehen. Nachdem am Abend James zu Bett gebracht war, spielte ich zur Ablenkung auf dem Computer und merkte ab 19:30 Uhr wieder Wehen. Dieses Mal wartete ich erstmal ein paar Stunden ab. Nach zwei heftigen Wehen, die ich schon so stark veratmen musste, dass Marc aus dem Nebenzimmer kam, um nach mir zu sehen, bat ich um 22:45 Uhr Bettina wieder zu kommen. Kurz nach 23:00 Uhr war sie wieder da und im Nachhinein meine ich, dass dann bei einer kräftigen Wehe auch die Fruchtblase geplatzt sein muss. Weil der Kopf aber schon gut im Becken saß, ging kaum Wasser ab. Ich bat Bettina sofort, Wasser in unsere Badewanne zu lassen. Wir gingen nach oben ins Bad, während Marc alles andere regelte. Er stellte Kerzen auf, legte meine Wasserflasche bereit, drehte die Heizung höher und legte Handtücher zum Anwärmen in den Backofen.

Eine ganze Weile veratmete ich Wehe um Wehe umgeben von warmen Wasser. Irgendwann verließ Marc das Bad um etwas zu Trinken. Trotz dem mein Zeitgefühl verschwamm, kam mir seine Abwesenheit doch recht lange vor. Später erzählte er mir, dass er ins Schlafzimmer zu seiner Wasserflasche gegangen war und sich dachte, sich nur 5 Minuten hinzulegen. Der wenige Schlaf in der Nacht vorher und die übermäßige Wärme im Bad hatten ihn so müde gemacht, dass er natürlich eingeschlafen war und eine halbe Stunde später erschrocken vom Bett aufsprang. Da er in der Zeit nichts für mich hätte tun können und Bettina immer an meiner Seite war, fand ich es amüsant.

Kurz nach 2:00 Uhr kam die erste Presswehe, bei der ich dann doch lauter wurde. Kaum war ich verstummt, hörten wir James aus seinem Zimmer weinen. Da meine Schwester Urlaub hatte, hätten wir sie Tag und Nacht anrufen können und sie wäre sofort herbeigeeilt, um sich um James zu kümmern. Aber das hätte sie nun zeitlich auf keinen Fall geschafft. Marc ging zu James, während ich Bettina ansah und jammerte „Doch nicht jetzt.“ Bettina bot mir ihre Hand zum Quetschen mit den Worten „Ich weiß, dass ist nicht dasselbe, aber bis Marc wieder da ist...“ Zum Glück hatte James wohl nur schlecht geträumt und war nach Einschalten der Spieluhr wieder eingeschlafen. So konnte Marc bei der übernächsten Wehe wieder meine Hand nehmen und den Endspurt miterleben.

Um 2:24 Uhr kam Jenson auf die Welt und lag sofort eingehüllt von warmen Handtüchern auf meiner Brust. Er schrie gleich los und ich versuchte ihn mit Singen und Wiegen zu beruhigen. Ich weiß noch, dass ich gar nicht mehr von seinem kleinen Gesicht wegsehen konnte. Erst später haben wir nachgeschaut, ob das auf dem Ultraschallbild eindeutig zu erkennende Geschlecht auch zutraf. 10 Minuten später durchschnitt Marc die Nabelschnur und wir ließen das Wasser gerade rechtzeitig ab, als die Plazenta abging.

Dann haben wir es uns erstmal in unserem Bett gemütlich gemacht. Bettina untersuchte mich ein letztes Mal und konnte zum Glück keine Verletzungen feststellen. Ich habe Jenson dann angelegt, was - im Gegensatz zu James damals - sofort funktionierte. Um 3:45 Uhr machte Bettina die U1 und fuhr mit dem Hinweis nach Hause, dass sie am nächsten Nachmittag wieder nach uns schauen würde.

Trotz dem ich ja die Nacht vorher schon wenig geschlafen hatte, war ich zwar erschöpft und müde, aber wirklich schlafen konnte ich nicht. Am nächsten Morgen holten wir auch James zu uns ins Bett, der erst skeptisch vom Fußende aus seinen neuen Bruder betrachtete, aber dann doch vorsichtig inspizierte.

Am Nachmittag schaute Bettina wieder nach uns. Das Stillen klappte gut, das Kindspech war auch schon in der Windel und ansonsten schlief Jenson. Dafür kam dann in der Nacht der absolute Tiefpunkt. Jenson weinte die ganze Nacht und ich versuchte ihn mit ständigem Anlegen zu beruhigen, was leider nur mäßig gelang. Ich war nach zwei schlaflosen Nächten total übermüdet und offenbar setzte dann auch noch der Babyblues bei mir ein. Heulend ging ich mit meinem schreienden Baby im Schlafzimmer auf und ab. Mein Mann drückte mich an sich und ich weiß noch, wie ich ihn anjammerte: „Ich dachte, wenn die Geburt vorbei ist, habe ich das Schlimmste überstanden und nun das."

Mein Mann grinste mich an und meinte: „Nein, Schatz, das Schlimmste sind die 18 Jahre danach." Er brachte mich tatsächlich kurz zum Lächeln. Ich bin dann mit Bettina am Telefon alle eventuellen Ursachen von Jensons Geschrei durchgegangen, aber wir haben keine wirkliche Erklärung gefunden. Im Nachhinein glauben wir, dass es eine Anpassungsstörung war, dass Jenson trotz der längeren „Bauchzeit" noch nicht wirklich bereit war und sich überrumpelt fühlte von all den neuen Empfindungen. Aber es war die einzige durchgeschriene Nacht. Da Marc erstmal drei Wochen Urlaub hatte, genossen wir nun zu viert die Kennenlernzeit.

Sandra mit Mathilde

„Die Nabelschnur habe ich selbst durchgeschnitten, weil es mir wichtig war."

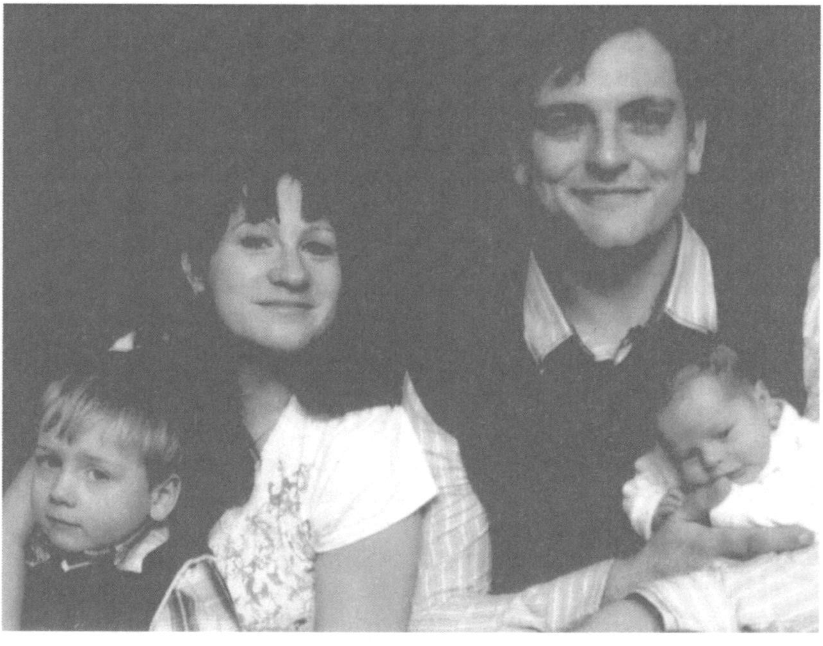

„Das Erste, das der Mensch im Leben vorfindet, das Letzte, wonach er die Hand ausstreckt, das Kostbarste, was er im Leben besitzt, ist die Familie."
- Adolf Kolping

Als für uns feststand noch ein Kind zu bekommen, bin ich auch schnell wieder schwanger geworden. Leider ging es mir in der Schwangerschaft nicht so toll. Mich plagten Müdigkeit, Übelkeit und Unterleibsschmerzen, schlimmer als beim ersten Mal. Jeden Abend nachdem Hannes im Bett war, legte ich mich mit der Wärmflasche ins Bett, wochenlang. Nach dem positiven Schwangerschaftstest rief ich natürlich sofort meine Geburts- und meine Nachsorgehebamme an, um mich für den Geburtszeitraum anzumelden.
Ein Glück war ich so zeitig, denn meine Geburtshebamme war selbst wenige Monate vorher noch mal Mutter geworden und wollte in der Elternzeit nur wenige Frauen betreuen, in erster Linie solche, die bei Ihr schon mal ihr Kind bekommen hatten.

Ich ließ die Vorsorge im Wechsel von Arzt und Hebamme machen und mal abgesehen von meinen Wehwehchen war die Schwangerschaft komplikationslos. Meine Ärztin war auch wieder großartig. Ab der 32. Schwangerschaftswoche verabschiedete ich mich aber dennoch von ihr, denn sollten keine Komplikationen auftreten, wollte ich nur noch zu meiner Hebamme.

ET war der 06.01.2010. Gefühlsmäßig der 09. oder 10.01.
Am 28.12. ging es mir ganz schlecht. Ich stand früh auf, meine Mutter kam zum Frühstück und ich bat sie den Großen bis Mittag mitzunehmen, damit ich noch mal schlafen kann. Ich musste mich dann übergeben, dann schlief ich drei Stunden. Als es Mittag war ging es mir noch schlechter. Es blieb weder Tee noch Wasser drin, ständig übergab ich mich. Also sollte meine Mutter den Hannes um drei wiederbringen. Doch auch da war keine Besserung in Sicht, ich rief Sie also an, bitte erst abends kommen. Mein Mann war dann auch da und kümmerte sich um den Großen.
Ich hatte den ganzen Tag geschlafen und gebrochen, nichts blieb drin, dann ging ich wieder um 19 Uhr ins Bett mit dem Gedanken: war es dir heute so übel, weil die Maus auf die Welt kommen möchte, oder ist dein Körper der Meinung nach einem solchen Tag

hast du keine Kraft mehr für die Geburt? Mit diesen Fragen im Kopf schlief ich ein. Und wachte 22 Uhr auf, weil ich pullern musste.

Als ich mich wieder hingelegt hatte, verspürte ich ein ziemliches Ziehen über den Nieren. Ich dachte die Kleine hatte sich gedreht. Ein paar Minuten später wieder - Kontrollblick auf die Uhr drei Minuten Abstand. Ich wollte weiterschlafen, ging aber nicht. Also raus, rauf aufs Sofa, Fernseher an, Wärmflasche auf die Nieren. Hielt ich aber auch nicht lange aus. Dann habe ich begonnen zu wandern und aufzuräumen und zu putzen, Wehen immer alle drei Minuten. Ab 24 Uhr musste ich schon veratmen. Also habe ich Kaffee gekocht (für meinen Mann und den Dammschutz), Bettlaken, Plastikplanen, Schüsseln usw. her geräumt.

Gegen halb eines brauchte ich meinen Mann. Nach einer Wehe bin ich ins Schlafzimmer, habe ihn vorsichtig geweckt. „Du, ich glaub unsere Maus kommt heute Nacht auf die Welt". Er: „Was? Jetzt? Denkst du wirklich?" Da kam grade eine Wehe. Mein Mann lachte mich aus. „Komm, hör auf, du hast mich auch schon mal besser gefoppt". Ich: „Hallo? Los steh auf, du musst noch staubsaugen und alles hinräumen ich kann nicht mehr, ich muss mich konzentrieren." Mein Guter quälte sich also hoch. Saugte überall noch Staub, ich veratmete schön stehend am Schrank und er musste immer schmunzeln wenn er mich sah, denn er glaubte wirklich, ich wolle ihn foppen und ihn nur nachts das Haus putzen lassen und wenn er fertig ist sagen: „Toll Schatz, Danke. Und jetzt darfst du wieder ins Bett".

Kurz nach eins ließ ich ihn den Großen nach nebenan zu meinen Schwiegereltern bringen. Selbst da dachte mein Guter noch ich mache Scherze. Erst als ich die Hebamme anrufen wollte, wusste er dann auch endlich: das Kind kommt WIRKLICH. Ich war so auf meine Wehen konzentriert, das ich zig Mal die falsche Nummer der Hebi angerufen habe unter der sie natürlich nicht erreichbar war.

Wir haben noch rumgeflachst, was nun ist, wenn es Annett nicht rechtzeitig schafft. Meine Wehen wurden nun intensiver und dauerten länger, aber immer noch gut zu veratmen und zu ertragen, solange ich nur an meinem Schrank stand. Mein Mann massierte mir wieder mein Steißbein, dort hatte ich auch schon bei der ersten Geburt die meisten Schmerzen gehabt. Zwischenzeitlich musste ich das wenige Wasser was ich hin und wieder trank, immer wieder erbrechen. Nervig.

Nach ca. 10 Minuten hin und her probieren, die richtige Nummer der Hebamme zu erwischen, hatte ich sie am Telefon: „Ach Sandra, ich hab dich gar nicht gleich erkannt ... Glaubst du nicht das es Übungswehen sind? ... Du bist noch ein wenig blockiert in deiner Atmung ... Hast du gezeichnet? Schleimpfropf verloren? Nein? ... Ich glaube eher das sind Übungswehen ... Auch auf die Gefahr hin das es Fehlalarm ist, mache ich mich mal auf den Weg." Ich dachte mein Schwein pfeift. Ich habe hier Wehen vom feinsten und dann kommt erst von meinem Mann und dann noch von MEINER Hebamme die Frage: „Denkste wirklich?" Gut, vielleicht will mich mein Körper nur bissel ärgern oder verarschen, aber hallo, ich bräuchte dann mal trotzdem langsam fachkundiges Publikum oder ich mach das eben alleine.

Ich wollte gern in die Wanne, traute mich aber nicht ohne meine Hebamme. Nach 40 Minuten war sie da und ich erleichtert. Nachdem ich mich wieder auf meinen Körper konzentrieren konnte, denn die Ankunft hatte mich in meinem Fluss ziemlich unterbrochen, kamen die Wehen länger und seltener. Es war völlig anders als beim Großen, dann ich hatte Möglichkeit mich zu erholen, mich mal hinzusetzen, bei ihm kamen die Wehen Schlag auf Schlag, ich hatte kaum Möglichkeit mal Luft zu holen. Ich wollte gern in die Wanne, aber leider hat mein Mann verpasst das Wasser warm zu machen und so hatte ich gemütliche 30 Grad. Meine Hebamme meinte, so wie ich klinge müsste ich sicherlich gleich mit nach unten schieben. Ja, nee, is klar, jetzt doch noch nicht. Die nächste

Wehe kam und ich musste mit nach unten schieben. Ich lächelte sie an und wir nickten uns zu, jeder wusste was gemeint war. Nun sollte ich mich entscheiden: Baby soll in Wanne oder draußen geboren werden. Leider wäre das Wasser erst in 10 Minuten warm und jetzt konnte ich noch aufstehen und raus aus der Wanne. Ich hatte auch keine Lust, dass das Baby im kalten Wasser zur Welt kommt, also bin ich raus.

Im Wohnzimmer suchte ich mir eine günstige Stellung. Als ich mich unten anfasste, musste ich lachen - hier Annett ist dein Schleimpfropf. Ich stellte mich an meinen Schrank - ging nicht. Vierfüßlerstand - ging nicht. Auf den Knien - ging nicht. Also versuchten wir es meinen Mann sitzend auf dem Stuhl, ich hing zwischen seinen Beinen in der tiefen Hocke, Annett vor uns liegend auf dem Boden. Ich sollte dann schon mal mitschieben, traute mich aber nicht richtig und bat darum mich zu untersuchen und nach dem Muttermund zu schauen, ob er genügend geöffnet sei. Ich wusste gar nicht mehr wie schmerzhaft das Abtasten des Muttermundes war. Er war 10 cm und ich sollte mein Kind mit unterstützen und in Pausen schön tief in den Bauch atmen, da die Herztöne immer etwas abfielen. Ich schob auch nur halbherzig mit, ich traute mich einfach nicht richtig.

Nach etlichen Versuchen, gab mir Annett ein paar Globuli, die mir helfen sollten. Nach ca. drei bis vier Wehen presste ich wie verrückt und plötzlich spürte ich, wie unsere Maus in den Geburtskanal rutschte. Ich hatte keine Wehen mehr, die kleine Maus rutschte ganz alleine immer tiefer, ich spürte die Dehnung, wollte nach dem Kopf greifen, doch da kam schon die nächste Wehe und mit einer Drehung war unser Baby geboren.

Nun lag es vor uns auf dem Boden, meckerte leise. Annett wischte mit einem Tuch Nase und Mund ab und wir bestaunten dieses kleine Wesen. Plötzlich fiel es mir wieder ein: „Annett, was ist es denn überhaupt?“. „Ich weiß es nicht. Es ist doch dein Baby. Schau doch mal nach." Ich konnte es kaum fassen, es war ein Mädchen. Wir hatten es uns absichtlich in der Schwangerschaft nicht sagen lassen, eine gelungene Überraschung, mit der keiner gerechnet hat. Ich legte mich also mit meiner Maus aufs Sofa, die Nabelschnur hab ich selbst durchgeschnitten, weil es mir sehr wichtig war. Dann kam die Frage nach dem Namen und weil keiner mit einem Mädchen gerechnet hatte, entschied ich mich spontan für Mathilde, der mir im Namensbuch so gefallen hatte. Mein Mann setzte einen drauf und so hieß unsere kleine Maus Mathilde Louise.

Nachdem mein Mann und Annett aufgeräumt und den Papierkrieg erledigt hatten, wurde sie gewogen und gemessen: 3560 g und 52 cm, Geburtszeit 3.30 Uhr. Ich musste nicht genäht werden und war schon wieder fit, so das ich eine Stunde später allein auf Toilette konnte. Dann schliefen wir zwei Stunden und nach dem Frühstück kamen meine Schwiegereltern mit dem frischgebackenen, großen Bruder und bestaunten die Kleine.

Nach einigen Tiefen haben wir uns nun neu als Familie zusammengefunden und genießen die Zeit sehr. Es ist davon auszugehen, dass wir sicher noch ein 3. Kind bekommen werden.

Sarah mit Linus

„Es war so schön. Dieses kleine Bündel!“

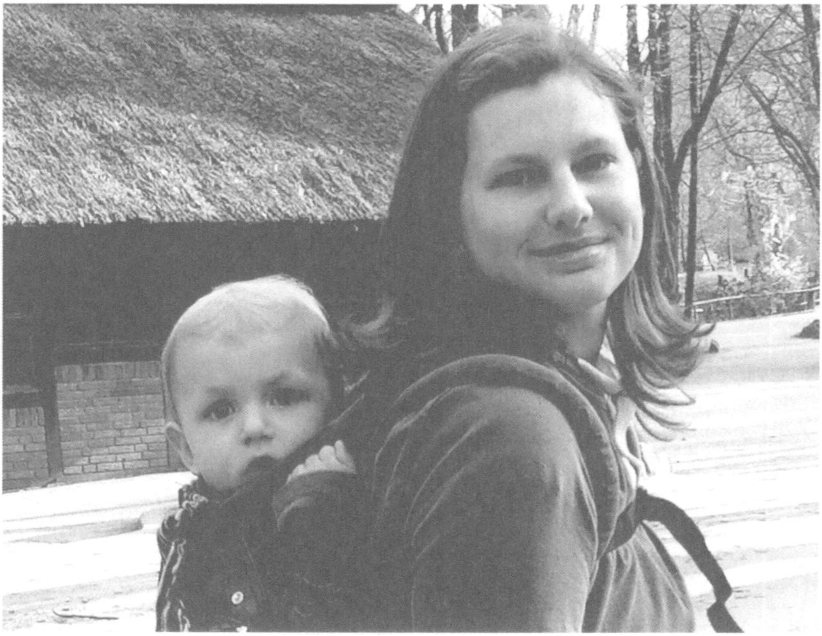

„Sterne fallen nicht vom Himmel. Sie werden (zu Hause) geboren.“ - Verfasser unbekannt

Zu Beginn meiner Schwangerschaft habe ich schon mit dem Gedanken gespielt mein Baby zu Hause zu gebären. Meine Freundin erzählte von ihrer Schwägerin, die auch schon Kinder zu Hause bekam und als auch meine Freundin schwanger wurde, suchten wir zusammen eine Hebamme, die eine Hausgeburt auch begleiten würde.
Wir haben eine tolle Hebamme gefunden, die auch die letzten Zweifel ausräumen konnte. Sie gab uns viele Informationen und machte auch die Vorsorgeuntersuchungen bei mir zu Hause, was echt toll war, da ich mit meinem damals 1,5 Jahre alten Sohn nicht immer zur Frauenärztin hinfahren musste.

Wir haben dann relativ schnell für uns festgestellt, dass eine Hausgeburt das Richtige sein wird und uns darauf vorbereitet. Wir haben eine tolle Liste bekommen mit Sachen die bei einer Geburt zu Hause bereit stehen sollten. Und diese Dinge mit Freuden besorgt.

Die Vorfreude auf die Geburt war riesengroß. Die Schwangerschaft verlief komplikationsfrei und ich konnte sie richtig toll genießen. Mein erstes Kind war damals 8 Tage nach errechnetem Termin gekommen und jeden Tag war ich genervt, dass er nicht raus wollte. Diesmal hatte ich die Ruhe weg und habe jeden Tag genossen.

Am Tag der Geburt bekam ich schon früh Morgens leichte Wehen - für mich war klar, dass es heute los gehen würde. Den Vormittag über war ich mit meinem Sohn noch draußen zum Einkaufen, Bäcker und Spielen. Mittags haben wir ihn dann zum Schlafen gelegt und angefangen die Sachen für die Geburt vorzubereiten. Wir haben also Folie ausgelegt und das Babybett zusammengebaut und ans Bett gestellt. Nun konnte es los gehen.
Nach Noahs Mittagsschlaf wurden die Wehen heftiger und ab 16 Uhr waren sie schon sehr intensiv und auch länger. Die Fruchtblase ist gerissen und die Wehen waren jetzt ganz klar Geburtswehen. Es gab also kein Zurück mehr.

Ich habe meine Freundin angerufen, die kommen wollte, um Noah zu holen. Sie riet mir, die Hebi auch anzurufen. Gesagt, getan. Die Hebamme machte sich also auch auf den Weg und kam kurz nach meiner Freundin an. Beide so gegen 17 Uhr.

Um ca. 18 Uhr fuhr meine Freundin wieder los und nun ging es richtig los. Die zweite Hebamme kam auch und ich veratmete die Wehen stehend über der Wickelkommode. Das war einigermaßen angenehm. Die Hebamme hat gefragt, ob sie mal nach dem Muttermund tasten darf und sie stellte fest, es steht nur noch ein kleiner Saum. Ich hab mich dann auf den Gebärhocker vor mein Bett gesetzt und mein Freund hat mich hinter mir sitzend gestützt und fleißig Getränke gereicht. Und dann ging es auch schon los. Ich merkte wie die Fruchtblase richtig sprang. Und die Presswehen waren gewaltig. Ich zog bei jeder Wehe den Bauch ganz fest zu mir ran und versuchte dem Baby den Weg zu weisen.

Einige Wehen später war der Kopf draußen, eine weitere Wehe später das ganze Baby.

Es war so schön!
Dieses kleine Bündel.

Ich habe wohl relativ viel Blut verloren und mein Baby hat nicht sofort geatmet. Aber ich hatte Vertrauen in mich, mein Baby und die Hebammen. Nachdem mein Baby ordentlich abgerieben und abgesaugt war, fing es langsam an zu atmen und ich konnte es auf den Arm nehmen. Es war ein Junge. Ich habe es vorher nicht wissen wollen und es war eine tolle Überraschung. Ich fand es passt irgendwie zur Hausgeburt dazu, es nicht vorher wissen zu wollen und es war ein tolles Erlebnis.

Hausgeburt? - Jeder Zeit wieder!

Schnucki mit Sarah

„Und ich wäre der vollkommenen Überzeugung gewesen, alles wäre notwendig und lebensrettend gewesen.“

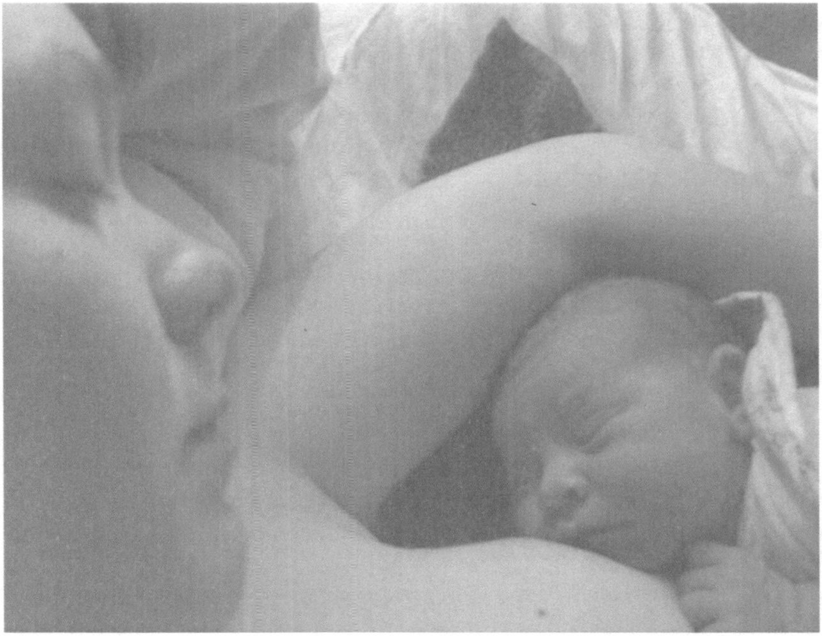

„What a day to take to a wild child.“ - Enya

Den Großteil der Schwangerschaft und bei der Geburt war ich 26, mittlerweile ist meine Tochter sechseinhalb Monate und ich 27. Ich bin verheiratet und gelernte Goldschmiedin. In diesem Beruf habe ich auch gearbeitet, bis ich in der 13. Woche ein Beschäftigungsverbot bekam, wegen der Gefährdung meines Ungeborenen an meinem Arbeitsplatz. Und ich hatte - Gott sei Dank! - dadurch viel Zeit, mich zu informieren.

Bevor ich schwanger wurde, hatte ich von Schwangerschaft und Geburt etwa folgende Vorstellung: Die Menstruation bleibt aus, einem ist übel, man geht zum Gynäkologen, die Schwangerschaft wird von diesem begleitet und irgendwann bekommt man Wehen, geht ins Klinikum (wo man auch endlich Kontakt zu einer Hebamme hat, für weiteres als zum Gebären braucht man diese ja nicht), kriegt das Kind vaginal, bei Komplikationen wird ein Kaiserschnitt gemacht und ein paar Tage später kommt man nach Hause.

Und so ähnlich wäre es auch bei mir gewesen. Über dem Termin wäre ich eingeleitet worden und meine Schwangerschaft hätte mit einem Kaiserschnitt geendet. Und ich wäre der vollkommenen Überzeugung gewesen, alles wäre notwendig und lebensrettend gewesen.

Aber es gab da dieses Geburtshaus, mit der schönen Werbetafel, an dem ich so oft vorbei kam und das ich mir einfach ansehen wollte. In der 14. Woche guckte ich grad nach Terminen zur Besichtigung und weil zufällig an diesem Abend eine war, und wir Zeit hatten, gingen mein Mann und ich hin.
Der Abend war der Anfang eines neuen Lebens für uns und unser Kind. Ich besuchte in diesem Geburtshaus nicht nur den Geburtsvorbereitungskurs, sondern auch einen Vortrag über Windelfrei, die Windelfrei-Gruppe, einen Tragetuchkurs und nach der Geburt die Stilltreffen, Windelfrei-Treffen, Sing- und Spielgruppe und die Rückbildungsgymnastik.

All unsere Ansichten änderten sich:
aus Windeln wurde Windelfrei;
aus dem schreiendem Säugling im Nebenzimmer erst Babybay, dann Familienbett;
aus dem Kinderwagen ein Tragetuch;
aus Breien Baby-Led weaning;
aus Disziplin liebevoller Umgang;
aus zeitigem Abstillen (oder auch Flasche?!) das Stillen, so lange wir möchten;
und aus der Klinikgeburt (mit ungeplantem Kaiserschnitt) die spontane Entbindung im Geburtshaus.

Wir waren vom Geburtshaus überzeugt, mein Mann fast mehr als ich. Das Problem war nun nur noch meine ausgeprägte Menschenscheu. Etwa in der 18. Woche überwand ich mich, dem Geburtshaus eine eMail zu schreiben. Ein paar Wochen später hatte ich den ersten Termin und war begeistert! Ich wurde nicht abgefertigt wie bei meinem Arzt, eine Stunde nahm sich die Hebamme zeigt und ging auch auf meine Psyche ein.

Beim Arzt wurde ich verunsichert (er fand auf dem Ultraschall die Blase nicht, die vermutlich einfach leer wäre, man das aber trotzdem überprüfen sollte), bei der Hebamme bestärkt. Wir meldeten uns zur Entbindung an. Mittlerweile hatte ich schon einiges über mögliche Risiken des Ultraschalls gelesen und über die Probleme, die im Klinikum gemacht und auch wieder gelöst werden - mit dem Skalpell.

Nacheinander lernte ich das Hebammenteam kennen. Leider war ich noch zu ängstlich, einfach auf Ultraschall zu verzichten. Ab der 30. Woche betreuten mich Arzt und Hebammen im Wechsel. Das letzte Mal bei meinem Arzt war ich in der 38. Woche. Es kam der Entbindungstermin und nichts tat sich. Ich hatte soviel über Totgeburten und sonstiges gelesen, dass ich jeden Tag Angst um meine Tochter hatte.

Ständig bat ich meinen Mann, nach ihrem Herz zu hören. Als ich am ET den Puls maß, war er nur bei 120 und ich weinte, las man ja überall, dass so ein Fötus einen Puls von 140-160 hat. Die Schwangerschaft ging weiter, ohne dass sich etwas tat. Dadurch, dass meine Hebamme in der 40. Woche sowie bei ET+1 und ET+3 kurze CTGs gemacht hatte, stellte sich heraus, dass meine Tochter die Ausnahme der Regel ist: Ihr Puls liegt niedriger als beim Durchschnitts-Baby.

Als uns die Hebamme sagte, dass die CTGs super seien, die Kurve allerdings niedriger als normal, fiel uns auch ein, dass in der Familie meines Mannes viele einen niedrigen Ruhepuls haben. Mein Mann selbst 42, nach dem aufwachen auch mal nur 35. Aber alle kerngesund und unsere Tochter hatte nun einmal das Herz ihres Vaters.

Bei ET+5 wurde ich dann zum Gyn geschickt, um per Ultraschall nach Fruchtwasser und Plazenta gucken zu lassen. Durch den Urlaub meines eigenen musste ich zu einer Vertretung. Fast eine Stunde hing ich an dem mir mittlerweile verhassten CTG. Der Geburtsbefund war unreif: Gebärmuttelhals halb erhalten, Muttermund verschlossen. Zum Ultraschall, weswegen ich ja gekommen war, musste ich fast drängen, denn schon bevor er diesen machte, hatte er entschieden, dass ich bei ET+8 zur Einleitung sollte. Alle Befunde waren aber in Ordnung und so rief ich nach dem Arztbesuch meine Hebamme an.

Sie machte sich keine Sorgen, meinte alles deute darauf hin, dass mein Kind einfach noch ein paar Tage benötige und bot mir an, morgens bei ET+8 erst einmal zu ihr zu kommen. Danach könne ich auch immernoch zur Einleitung, wenn ich wollen würde. Dabei war das genau das, was ich nicht wollte. Meine Familie wollte mich drängen.

Am Morgen bei ET+8 hatte ich endlich eine Zeichnungsblutung, und erzählte das kurz darauf der Hebamme beim Termin. Die hatte schon vorschlagen wollen, mit Homöopathie und Rizinus das Einleiten zu beginnen und verschob das nun kurzerhand auf ET+10. Doch das war nicht mehr nötig. Am frühen Morgen bei ET+9 begannen die Wehen.

Zuerst hielt ich es noch für Darmkrämpfe und wunderte mich, wo plötzlich die Verstopfung herkam. Als ich deswegen das zweite Mal aufstand und Durchfall hatte, ahnte ich schon, dass das Wehen sein könnten. Es kamen noch 2 oder 3 und weil mir das recht zügig vor kam, bat ich meinen Mann, die Abstände zu messen: 6 Minuten!

Nun wusste ich nicht, was machen, auf 10-Minuten-Abstände warten, war ja nun keine Option mehr. Ich lief unruhig durch die Wohnung und um etwa halb 8 Uhr morgens duschte ich. Danach maßen wir nochmal den Abstand: Unregelmäßig bei 1-3 Minunten. Die Schmerzen waren nicht schlimm und ich dachte mir noch: So kanns weiter gehen, dann wird die Sache ein Spaziergang!

Etwa um 9 Uhr riefen wir bei der Rufbereitschaft an. Die diensthabende Hebamme riet uns, spazieren zu gehen und zu baden und ins Geburtshaus zu kommen, wenn ich mich nicht mehr wohlfühlen würde. Also liefen wir eine kleine Runde um den Block und ich setzte mich in unsere Duschwanne. Beim Herausklettern verlor ich den Schleimpfropf. Die Wehen waren schlimmer geworden und ich musste bereits mit Ton veratmen.

Mein Mann rief die Hebamme an und um halb 11 waren wir im Geburtshaus. Dort wurde CTG gemacht. Der Herzschlag meiner Tochter: 120. Die Hebamme sagte die ganze Zeit über nichts und als sie kommentarlos raus ging, war mir schon klar, dass sie sich Sorgen macht. Ich und mein Mann teilten die Befürchtung, ins Klinikum geschickt zu werden.

Dann kam sie allerdings mit ihrer Kollegin zurück, die uns zum Schluss durchgehend betreut hatte und diese klärte sie über die Normalität des CTG-Ergebnisses auf. Wir durften bleiben! Als sich nach der Untersuchung raus stellte, dass der Muttermund erst bei 1-2 cm war, wurden wir nach Hause geschickt, wo ich baden sollte. Ehrlich fand ich das nicht so toll und wäre lieber dort geblieben. Für was haben die eine Wanne?

Nach dem Bad waren die Wehen so schlimm, dass ich bei jeder geschrieen habe. Ich wollte wieder ins Geburtshaus. 2 Stunden nachdem wir gegangen waren, waren wir wieder da. Bei der nächsten Untersuchung war der Muttermund schon bei 8 cm. Hinterher ließ ich mir sagen, dass sie mir vorgeschlagen hätten, ins Klinikum zu gehen, wegen Schmerzmitteln. Aber für eine PDA war es nun eh zu spät und das Ende ja schon absehbar.

Ganz ehrlich: wäre der Vorschlag gekommen, ich wäre gegangen! Ich konnte mit den Schmerzen nicht umgehen. Mittlerweile denke ich, das lag an mangelnder Kommunikation. Während die Hebammen die Frauen, die bei ihnen gebären „machen lassen“ kam ich mit der Erwartung, dass sie mir helfen. Ich hatte auch die Vorstellung, dass es erst zum Schluss richtig schlimm würde und nicht schon in der Eröffnungsphase. Ich hatte das Gefühl mir geschieht fürchterliches Unrecht und ich hätte auf meine Frage, ob das so richtig ist und so wehtun muss, kein entschuldigendes Lächeln der Hebamme gebraucht, sondern ein: „Ja, das muss so sein!“

Alles Positive war weg und ich stemmte mich gegen jede Wehe. Kurz nachdem die zweite Hebamme dazu kam, setzten die Presswehen ein, mit einem Druck bei dem ich nicht weiß, wie es manche Frauen schaffen, nicht zu pressen. Der Muttermund war offen und bei der Untersuchung platzte die Fruchtblase und ich sah grünes Fruchtwasser. Ich machte mir noch irgendwie Gedanken drüber und ob das jetzt Grund zur Panik sei und was wohl nun im Klinikum los wäre.

Aber das war alles im Hintergrund. Ich wollte bloß pressen. Nach 2 oder 3 Wehen sagte mir die zweite Hebamme, dass ich aufhören sollte zu schreien und statt dessen die Luft anhalten und mit aller Kraft schieben. Das tat ich dann auch die nächste zweieinhalb Stunden. Und so lang ich es tat, hatte ich keine Schmerzen (nur wenn ich geatmet/Luft geholt habe)! Zwischendurch wurde immer wieder Babys Herztätigkeit überprüft.

Und die Hebammen ließen mich die Position wechseln: Gebärhocker, Vierfüßler, Seitenlage, tiefe Hocke, usw. Nach anderthalb Stunden war der Kopf endlich am Beckenboden und rutschte nun immer wieder rein. Dann wurden die Wehen schwächer. Mein Mann merkte, wie ich schwächer wurde und bekam Angst, dass meine Kraft nicht reichen würde.

Die Hebamme forderte mich auf, an einem Fläschchen mit Eisenkraut zu riechen. Das kurbelte die Wehen nochmal an und ein paar später, war endlich meine Tochter auf der Welt. Ich gebar sie in der tiefen Hocke.

Sie war blau und ich wunderte mich, warum ich immer noch Schmerzen hatte.
Der zweite Blick überprüfte, ob sie denn nun wirklich ein Mädchen war. Dann fing sie an, leise vor sich hin zu schimpfen.

Ich hatte keine Kraft mehr und Angst, gleich auf mein Kind zu fallen, so dass ich rief: „Nehmt es weg! Nehmt es weg!“ Die Hebammen zogen sie weg und tupften sie mit einem Handtuch ab, während ich mich endlich absetzen konnte. Mein Mann musste mir helfen mich auszuziehen. Dann bekam ich sie auf die Brust. Ich war so beschäftigt mit mir selbst - die Schmerzen im Schambereich und die Müdigkeit und Erschöpfung - ich weiß nicht einmal mehr, ob sie mich angeguckt hat. Es ging auch gleich weiter: Mein Mann wurde gebeten, die Nabelschnur durchzuschneiden. Ich fragte

mich, ob diese denn schon auspulsiert sei, weil alles so schnell ging. Ich weiß es auch heute nicht, die Plazenta hatte bereits begonnen, sich abzulösen durch die lange Austreibungsphase. Ich sollte nochmal pressen, ohne Pressdrang wusste ich gar nicht wohin, und die Hebamme zog die Plazenta an der Nabelschnur heraus.
Dann kam ein Schwall Blut und ich begam Angst und ein Medikament zur Blutstillung. Dadurch, dass ich etwa 800 ml Blut verloren hatte, wurde später noch ein Tropf mit Kochsalzlösung nötig.

Als alles soweit versorgt war, und auch meine Tochter gestillt worden war, wurden wir allein gelassen. Ja, es war auch schön, aber vor allem war ich wahnsinnig müde und wollte nur noch schlafen. Ich bin noch immer sehr traurig, dass ich nicht dieses „Liebe-auf-den-ersten-Blick“-Gefühl hatte. Dass ich zu müde und erschöpft war, um die ersten Stunden richtig zu genießen.
Ich habe Sorge, meiner Tochter damit nicht gerecht worden zu sein. Evtl. ihren Blick nicht erwidert zu haben, als sie meinen gesucht hat.

Etwa 2 Stunden nach der Geburt wurde sie gewogen und gemessen. Trotz ihren fast 4,2 kg habe ich nur eine leichte Schürfung gehabt.

Ich habe nie bereut ins Geburtshaus gegangen zu sein (außer während den Wehen der Übergangsphase). Ich bin sehr glücklich und dankbar, dass ich dort entbinden konnte. Im Klinikum wäre vieles anders gewesen. Ich kam zu dem Entschluss, dass ich einfach viel zu viele Erwartungen hatte und viel zu wenig auf mich gehört habe.

Dreieinhalb Stunden nach der Geburt, wurden wir nach Hause geschickt. Das empfand ich auch etwas als Zumutung, ich war einfach schwach und mir tat alles weh und Zuhause mussten mein Mann und mein Schwiegervater mich stützen, damit ich die Treppe rauf kam. Aber ich war sehr glücklich, Zuhause zu sein und möchte die erste Nacht zu dritt in unserem Bett nicht missen (wir kamen um etwa halb 12 in der Nacht an).

Das Geburtshaus war die richtige Entscheidung. Würde ich noch einmal gebären, möchte ich das dann aber gerne Zuhause. Noch selbstbestimmter.

Fragen an Schnucki

Du hattest starke Blutungen nach der Hausgeburt. Könntest du uns erzählen, wie das gewesen ist?

4 Minuten nach der Geburt meiner Tochter fing ich an zu bluten, was ich nicht merkte. Ich erfuhr hinterher, dass meine Plazenta sich schon angefangen hatte zu lösen und zu dem Zeitpunkt schon rausgeguckt hatte. Die Hebamme wies mich also an, zu pressen, da jetzt die Plazenta kommen würde. Ich war irrtiert, weil ich keine Wehen hatte und alles so schnell ging. Ich wusste dort noch nicht, dass was nicht stimmte. Also presste ich auf gut Glück, da ich ohne den Pressdrang gar nicht wusste, wohin eigntlich pressen. Die Hebamme wickelte eine Zange um die Nabelschnur und zog und die Plazenta flutschte raus. Und dann kam Blut und ich bekam plötzlich Panik und rief: Ich blute!!! Und die Hebamme meinte das sei normal, aber ich hatte das Gefühl, dass es falsch ist und hatte Angst und rief auch: Ich hab Angst! Es fühlte sich schwallartig an.

Im Nachhinein glaube ich den Frauen die erzählen, dass sie merken, wenn was nicht stimmt. Ich konnte mir das vorher nicht vorstellen. Man hat ja nie geboren, aber während der ganzen Entbindung, die ja auch nicht ganz nach „Schema F“ gelaufen war, hatte ich nicht einmal Angst, erst bei der Geburt der Plazenta.

Und wie reagierten die Geburtshelfer?

Ich wurde dann versorgt, aber es hörte nicht auf zu bluten. Mein Mann meinte hinterher auch, dass es ziehmlich bedrohlich gewirkt hatte, wie es da ohne Pause rausgeflossen kam.
Deswegen bekam ich eine Tablette mit Oxytozin. 3 Minuten später stand die Blutung.

Eine Verlegung ins KKH war jedoch nicht notwendig oder nicht möglich?

Die Blutung war im Rahmen, etwa 800 ml schätzte die Hebamme. Ich bekam deshalb später eine Infusion mit NaCl. Der Kreislauf war dann halt 3 Tage ziemlich unten.

Was hältst du von den Horrorgeschichten, die über Hausgeburten manchmal erzählt werden? Sind die in der Masse realistisch oder Einzelfälle, die nie ausgeschlossen werden können?

Die Hebammen sind normal erfahren und können die Lage gut einschätzen. Es wird ja auch nicht jede Haus- oder Geburtshausgeburt bis zum Ende dort durchgeführt, nur weil dort angefangen. Und in den allermeisten Fällen fahren die Frauen dann ohne Eile im Privatfahrzeug in die Klinik. Zumal den Hebammen ja auch stärkere Medikamente zur Verfügung stehen, als ich sie bekommen habe.

Man darf ja auch nicht vergessen, dass man von vorne herein von einer Hausgeburt ausgeschlossen wird, wenn keine komplikationsfreie Geburt zu erwarten ist.

Ich denke es kann nie ausgeschlossen werden, dass etwas passiert, bei dem es auf die Sekunde ankommt. Aber es ist nicht realistisch, dass so etwas passiert. Eher Zwischenfälle, durch die man dann „ärgerlicherweise“ verlegt werden muss.

Armelle mit Benjamin

„Noch heute sprechen wir von den sieben Zwergen, wenn wir uns an den Tag erinnern.“

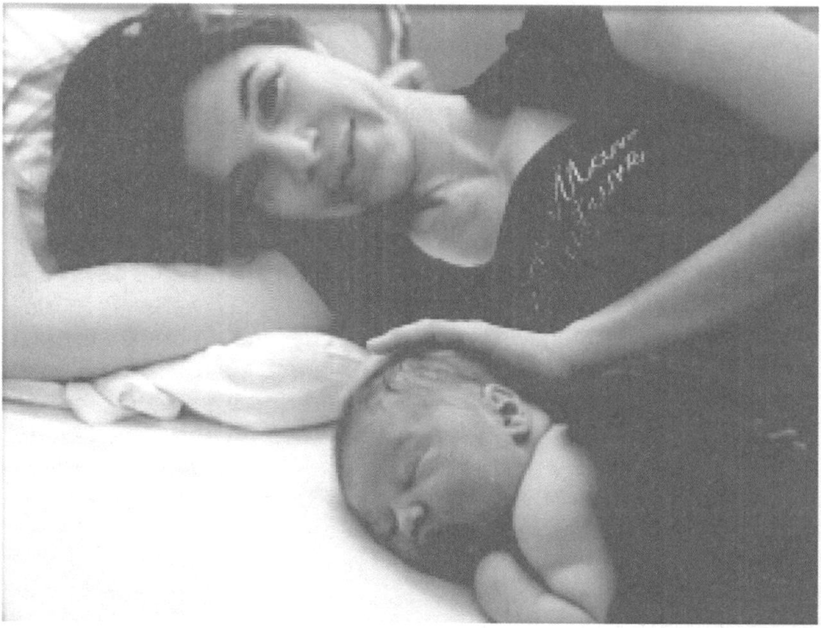

„Du stellst meine Füße auf weiten Raum.“ - (Psalm 91, 9b)

Unser zweiter Sohn ist am 3. Advent des Jahres 2009 geboren. „Sturzgeburt zu Hause", so steht es im Mutterpass.

Ich bin eine von ungefähr 1.000 Frauen, die es tatsächlich nicht mehr ins Krankenhaus „geschafft" haben. Das ist wirklich sehr selten, und ich empfehle es, mangels Organisation, nicht zur Nachahmung. Falls doch, rufen Sie eine fähige Hebamme zur Unterstützung, nicht aber den Notarzt, wie in unserem Fall geschehen. Dazu ist noch zu sagen, wir wohnten damals in einer hellhörigen Mietswohnung mitten in der Stadt.

Die Hausgeburt war als solche nicht geplant, trotzdem fühle ich mich durch die Erfahrung reich beschenkt. Unser Sohn hat einfach selber bestimmt. Als Paar hat uns das Erlebnis eng zusammengeschweißt und während ich diese Zeilen verfasse, verliebe ich mich direkt nochmals neu in meinen Mann.

Es war natürlich der Alptraum eines jeden werdenden Vaters. Aber was alles schief hätte gehen können - daran habe ich, die Gebärende, überhaupt nicht mehr gedacht. Dazu war auch keine Zeit. Habe mir das Ruder von Anfang an nicht aus der Hand nehmen lassen: Es war mein zweites Kind und wir waren auch zur Geburt im gleichen guten Krankenhaus mit Hebammen-Kreißsaal angemeldet. Trotzdem wollte ich keinesfalls den klassischen Fehler begehen, zu früh los zu fahren, denn ich wusste: man liegt auf dem Gang herum, wenn es noch nicht zur Sache geht. Es war ja Adventswochenende und Wetterumschwung und damit war klar: die Kreißsäle würden überfüllt und alles voller fremder Menschen sein.

Am Vortag hatte ich bereits einige Übungswehen, welche ich allerdings als „schwach" einstufte. Zu diesem Zeitpunkt hätte ich mich bereits nicht mehr untersuchen lassen. Wollte einfach nicht mehr angefasst werden. Während der Krankenhausgeburt beim ersten Kind fühlte ich mich nämlich wie eine Schublade, die andauernd auf und zugezogen wird, um den Muttermund zu untersuchen.

Gegen Mitternacht des Vorabends gingen wir ins Bett. Die Wehen hatten fast aufgehört. Am nächsten Morgen setzen sie sehr früh wieder ein - diesmal heftig. Schnell wollte ich noch ein Bad nehmen und dann losfahren, denn ich wusste, im Krankenhaus darf frau nicht mehr Haare waschen. In der Badewanne hielt ich es mit Wehen aber kaum aus. Ich wusste einfach nicht, wie ich mich günstig positionieren sollte. Also raus aus der Wanne.

Plötzlich überraschte mich wie aus dem Nichts die Presswehe. Ich hing mich gerade noch am Badewannenrand ein und habe dann das Köpfchen erfühlt. Das habe ich dann nach außen vor die Badezimmer an meinen Mann und meinen Zweijährigen Sohn kommuniziert. Die riefen in Panik den Rettungswagen. Die Oma, die den Zweijährigen abholen sollte, wurde ebenfalls telefonisch dazu angehalten, sich endlich zu beeilen. Doch der kleine Benjamin war schneller: Es folgte die nächste heftige Presswehe und das Kind war geboren - in anderthalb Stunden, mit zwei starken Presswehen. Habe den kleinen Schatz geistesgegenwärtig aufgefangen, denn die ganze Zeit über habe ich niemandem Zutritt ins Badezimmer gewährt und war also völlig alleine. Alle vitalen Lebensfunktionen waren vorhanden. Ich habe noch geprüft, ob er atmet oder blau ist und ihn dann dem Vater in die Arme gedrückt. Der wickelte das Neugeborene in eine warme kleine Decke und legte sich das Baby auf den nackten Oberkörper während sein Brüderchen das neue Brüderchen bewunderte und liebevoll streichelte. Kurz darauf erschallte schon Sirenengeheul - eine ganze Armada von Rettungsfahrzeugen, Sanitätern und Hilfsmittel wie Trage, etc. bog in unsere Straße ein. Völlig überflüssig, aus meiner Sicht. Noch heute sprechen wir von den sieben Zwergen, wenn wir uns an die ganze Sanitäter-Schar erinnern, die wie aufgescheuchte Hühner umhereilten und mit ihren Rucksäcken die ganze Wohnung ausfüllten.

Auf die Idee die Nabelschnur abzuklemmen, kamen sie jedenfalls nicht von alleine. Nun, sie waren nett, sind aber nun Mal für echte

Notfälle ausgebildet. Ich hatte ja bloß mein Baby geboren. Auf einmal kippte die ganze schöne geschützte Stimmung des vollendeten Geburtsvorgangs und unser großer Sohn bekam schreckliche Angst und fing an zu weinen.

Zum Glück behielt der Kindernotarzt - der ist in solchen Fällen Vorschrift - die Nerven und wir haben uns doch noch ins Krankenhaus bringen lassen. Damit ich ENDLICH zu einer oder mehreren Hebamme(n) komme. Leider wurden wir, Mutter, Vater, Baby für die Fahrt getrennt. Auch der Mutterpass kam im eigenen Taxi - also jeder in seinem eigenen Fahrzeug.

Schließlich fanden wir uns in einem schönen Kreißsaal wieder. Ich finde, die sehen heutzutage alle so schön aus wie Hotelzimmer. („Gebucht" hatten wir ja.) Ich schmiss die sieben Zwerge raus und wir hatten dann endlose Stunden zum Kennenlernen zur Verfügung - alle drei. Hier wurde auch das Foto aufgenommen.

Ich war glücklich und froh und denke immer wieder gern an diesen ganz besonderen Tag im Leben zurück, als der kleine Benjamin so schnell zu uns wollte. Die Geburt verlief absolut komplikationslos und war sogar angenehm, weil schnell! Er kam mit über 4 kg zur Welt und ist von Anfang ein ganz gesunder, kleiner, furchtloser Junge, läuft schon eifrig herum und beschäftigt uns ... weiterhin.

Die Frage nach schmerzstillenden Medikamenten bei der Geburt hat sich für mich nie gestellt, auch beim ersten Kind nicht. Aus zweierlei Gründen: Ich habe mir den Wehenschmerz viel schlimmer vorgestellt, als ich ihn tatsächlich erlebte. Ich fand das absolut mach-/aushaltbar. Und ich hatte überhaupt keine Zeit mehr, mir während dem Gebären Schmerzmittel zu wünschen. War einfach voll im Geschehen und mit mir beschäftigt. Den ganzen Zirkus von Auf-Station-kommen, mit-Neugeborenen-mitten-im-Krankenhausbetrieb, usw. würde ich mir rückblickend oder beim dritten Kind von Haus aus sparen. Aber das ist eine andere Geschichte ...

Julie mit Lias

„Bilder, die mich sehnsüchtig nach einem möglichen nächsten Mal machen ...“

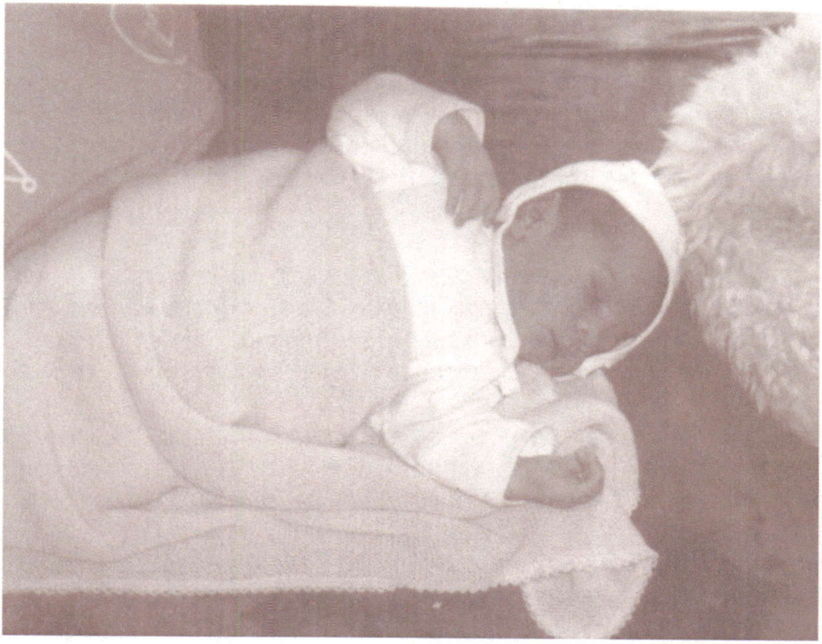

„ich spreche zu dir in Ewigkeit, ich spreche zu dir. Sei still, wisse, ich bin ...“ - Verfasser unbekannt

Der folgende Bericht deckt ein aus unserer Sicht nicht tolerables Verhalten der Hebamme auf. Der Umgang sowohl mit der Mutter, als auch dem Kind zeugt von einer beruflichen Überforderung. Ein Kontakt zu der Hebamme wurde bisher ergebnislos gesucht.

Ich bin Julie und habe meinen zweiten Sohn zu Hause geboren. Er ist für mich ein ganz besonderes Kind, weil ich mir viele Jahre ein Geschwisterkind für mein großes Kind gewünscht habe. Durch eine Hausgeburt wollte ich Störungen in der frühen Mutter-Kind-Beziehung, wie sie im Krankenhaus entstehen, vermeiden.

Als Krankenschwester habe ich die Klinik als eine Art Fabrik kennengelernt. Intuitiv spüre ich da einfach zu wenig Raum und Ehrfurcht vor dieser ersten Zeit, die so prägend für das weitere Leben von Mutter und Kind sein wird und wollte diese besondere Zeit freihalten von den routinemäßigen Betriebsabläufen und anderen Störungen.

Und vielleicht war das mit der Hausgeburt auch klar, weil ich schon die „Hausgeburt" eines kleinen Sternenkindes hinter mir hatte, damit dessen Überreste nicht im Klinikmüll landen mussten, sondern würdig unter die Erde gebracht werden konnten ...

Eine Hausgeburt war nicht selbstverständlich für mich, ich wäre auch für dieses Kind Wege gegangen, die ich selbst schwer ausgehalten hätte (z.B. Notkaiserschnitt in der 24. Woche) ...

Von daher empfinde ich diese Hausgeburt als Geschenk, das mein Kind und ich uns gegenseitig gemacht haben. Ein wirkliches gemeinsames zu-Hause-Ankommen. Wir konnten an Ort und Stelle bleiben, ohne hektisch aufbrechen zu müssen und das brachte noch mehr Ruhe in diese sensible Zeit. Und das Gefühl Hausherrin zu sein und nicht fremdbestimmt durch Klinikabläufe zu sein, tat mir auch unendlich gut. Anhand der Vorbereitungen wurde mir bewusst, dass ich viel mehr Verantwortlichkeit als bei meiner ambu-

lanten Klinikgeburt hatte.

Dafür verschiedene Möglichkeiten zum Gebären (wie dem Pool oder dem selbstgezimmerten Gebärhocker) zu schaffen. Für die liebevolle Gestaltung des Geburtsortes. Für das Bewusstmachen der Atmung, um Schmerzen auf ein Minimum reduzieren zu können. Für die Auseinandersetzung mit Ängsten, die bei der Geburt blockierend hätten wirken können. Dafür Vertrauen zu üben, ein Teil vom großen Ganzen des Lebens zu sein. Und unter der Geburt in meine innere Verbundenheit zu vertrauen.

Außerdem, mit allen Frauen mitzugehen, die gerade überall auf der Welt gebären ... und dafür, dem inneren Bauchgefühl als Parameter zu vertrauen und innerlich Kontakt zum Kind zu halten, um sensibel dafür sein zu können, falls irgendetwas nicht stimmt.

Angekommen am Tag 40+5 der Schwangerschaft (die Angst vor einer Einleitung saß mir schon im Nacken), entdeckte die Hebamme morgens im CTG eine Wehe, die mich nicht davon abhielt nochmal bummeln zu gehen und hinterher meinen großen Sohn von der Schule abzuholen. Abends bekam ich dann richtige Wehen und um 23 Uhr war ich sicher, dass es Zeit wurde, alles vorzubereiten und die Hebamme und den Geburtsbegleiter zu rufen.

Die Hebamme war noch bei einer anderen Geburt, aber der Geburtsbegleiter traf ein. Die Wehen waren anders als bei meiner ersten Geburt und im Pool bekam ich leider Schüttelfrost. So verbrachte ich die Zeit damit, die Position zu erspüren, die mir in der jeweiligen Wehe gerade gut tat und entspannte mich immer wieder auf der Matratze auf dem Flur.

Nach Ablösung des Pfropfes rief ich die Hebamme um 0:30 Uhr nochmal an. Um 2 Uhr traf sie dann endlich ein, der Muttermund war bereits ganz geöffnet. Sie unterstützte mich in der Position, die ich alleine schon für mich gefunden hatte, weiter zu machen und überhaupt fühlte sich die Anwesenheit einer Frau, die selbst schon Kinder geboren hatte, in dieser Phase gut an.

Um ca. 2:55 Uhr fragte sie mich nach dem Toilettengang, ob sie die Fruchtblase mithilfe von Akupunktur am Fuß sprengen sollte. Nach kurzer Überlegung stimmte ich zu, die Fruchtblase platzte und das gesamte Fruchtwasser lief wie geplant in die Toilette ...

Aber dann konnte ich nur noch sagen: „Da kommt jetzt gleich noch etwas hinterher...“, stand auf, griff zwischen meine Beine und hielt als allererste den Kopf dieses kleinen Wesens in den Händen ...

Die Hebamme half mir dann in den Vierfüßlerstand und mit der nächsten Wehe war dieser wundervolle, winzigkleine Mensch da ...

Danach legte die Hebamme ihn dann auf den Boden und er öffnete die Augen und weinte ... Ich starrte ihn gebannt an und hätte ihn so gerne auf den Körper gelegt bekommen. Stattdessen wies sie mich an, mich hinzuhocken, weil eine kleine Arterie gerissen war. Sie nahm eine Klemme und klemmte sie ab. Danach durfte der Geburtbegleiter die Nabelschnur durchtrennen und mein Kind wurde endlich in ein Handtuch gewickelt. Er kam aber auch nicht zu mir auf die Haut, wo ich ihn so gern gehabt hätte, sondern nur auf den Arm des Geburtsbegleiters, gefolgt von meinem sehnsüchtigem Blick ...

Diese Minuten fehlen mir bis heute und es tut mir immer noch leid, dass er da so hilflos lag in seinen ersten Minuten auf der Welt (er lässt sich bis heute nicht gerne auf den Rücken legen und war danach auch erkältet).

Anschließend wurde im Wohnzimmer auf dem Bett dann noch der Dammriss genäht. Morgens beim Aufwachen lag winzig klein mein zweites Kind neben mir, ich konnte nicht aufhören seine winzigen

Händchen und das kleine friedliche Gesicht zu betrachten. Wir waren ganz alleine und ungestört in dem Raum, den ich als eine Art geschütztes Mutter-Kind-Nest für die Kennenlernphase gestaltet hatte: Ein heller Raum mit Gartenausblick, in dem eine bequeme Matratzenlandschaft ausgelegt war, und der eine Rückzugsmöglichkeit für diese sensible Zeit darstellte. Dort verbrachten wir die ersten Tage aneinander gekuschelt und beobachteten zusammen wie der Maiwind mit den grünen Baumwipfeln spielte.

Das Stillen klappte sehr gut, ich hatte mich vorsorglich bei einer der Stillberaterinnen auf den neusten Stand gebracht, deren Wissen meiner Erfahrung nach wesentlich fundierter als das der Hebammen ist. Ich erinnere mich auch noch gerne daran, wie ich oft in der Frühlingssonne - mein Kind im Tragetuch wiegend - spazieren ging und ihm dabei ein altes Andenlied über Kinder vorsummte. Völlig verliebt und glücklich ...
Meine PEKIP-Leiterin bezeichnete ihn immer als das Buddha-Baby der Gruppe, er war dort sehr sehr ausgeglichen und in der Entwicklung immer sehr weit vorne.

Die Geburt selbst empfand ich als eingeschränkt selbstbestimmt: Es war schwer gewesen, eine Hebamme dafür zu finden. Ich fühlte mich sehr abhängig. Sie bestimmte die Ultraschalltermine, forderte von mir, einen (nicht besonders geeigneten) Geburtsbegleiter zu organisieren, weil die Beziehung zum Vater meines Kindes an meiner Entscheidung, das Kind zu behalten, zerbrochen war. Und hätte auch darauf bestanden, die Herztöne zu kontrollieren und vaginale Untersuchungen in der Eröffnungsphase an mir vorzunehmen, aber die andere Geburt kam ihr ja zuvor. Nach meinen Vorstellungen, Bedürfnissen und Wünschen wurde während der gesamten Vorsorge im Vorfeld nie gefragt.

Angst vor Klagen und medizinischen Katastrophen dominierten die Atmosphäre der Geburt, nicht die Ehrfurcht und das Vertrauen. Dabei blieb das Zwischenmenschliche auf der Strecke. Keine 30 Se-

kunden waren da, um mir mein Kind auf die Haut zu legen, die mich ein paar Tropfen Blut mehr gekostet hätten. Der sofortige Hautkontakt war im antroposophischen Krankenhaus meiner ersten Geburt eine Selbstverständlichkeit ...

Damals bei meinem ersten Kind bin ich gestärkt aus der Geburt hervorgegangen, wollte nie wieder, dass meine Familie oder ein Arzt meine Vision von einer Hausgeburt plattmacht. Daher habe ich denen von einer geplanten Klinikgeburt erzählt ...

Auch diesmal bin ich gestärkt aus der Geburt hervorgegangen.

Mein Kopf ist voll mit Visionen von einem ehrfurchtsvollen Umgang mit Jemandem, der sich auf der Basis von zwei Zellen über alle Entwicklungsstadien der Menschheit durch den dunklen Gang des Geburtskanals extra zu mir auf den Weg gemacht hat.

Mein Kopf ist immer noch voll mit Meeresgeburten, Geburten am Kamin, Geburten begleitet durch Doulas ...

Immer noch voll mit Bildern von Frauen, die ihre Kinder auf ureigenste Weise gebären und in dieser Welt willkommen heißen, in unterschiedlichsten Facetten und unterschiedlichsten Bedingungen, unabhängig von medizinischen und geographischen Beschränkungen, seit tausenden von Jahren, verbunden durch die einzigartige Stärke und Kraft, die allen Frauen innewohnt ...

Bilder, die mich sehnsüchtig nach einem möglichen nächsten Mal machen ...

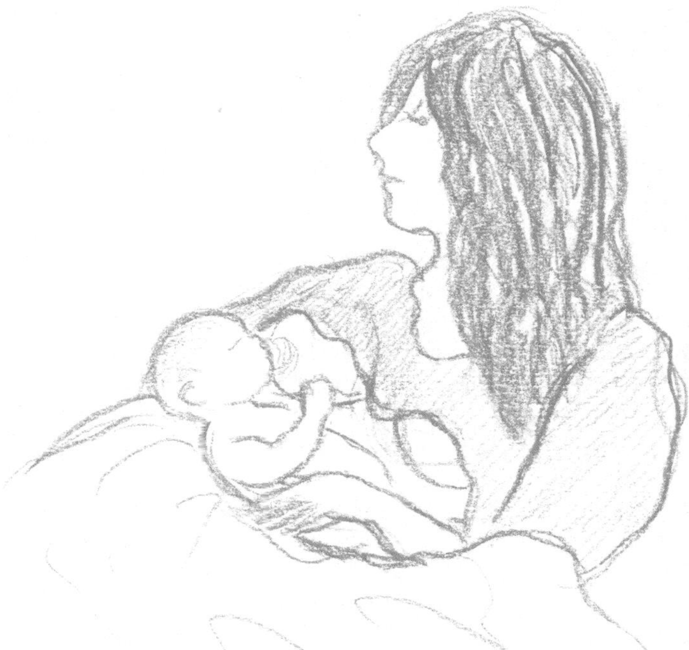

Wochenbett zu Hause

Ein Wochenbett in den eigenen vier Wänden kann eine wunderschöne Erfahrung sein. Es wird Intensiv und selbstbestimmt - und sollte gut vorbereitet sein. Denn nur, wenn die junge Mutter, die ja sonst daheim oft den Haushalt schmeißt, wirklich entspannen kann, kann die Ankunft des neuen Erdenbürgers reibungslos gelingen. In Afrika sagt man: „lachende Kinder haben lachende Mütter“

Dein Wochenbett dauert ungefähr 10 Tage, wenn alles nach Plan läuft. In der traditionellen chinesischen Medizin und in indigenen Kulturen empfehlen weise Frauen den Wöchnerinnen eine viel längere Zeit. Du solltest diese Zeit ganz bewusst für dich und dein Neugeborenes einplanen. Du brauchst Ruhe, einen abgeschiedenen Raum für dich und ein gemütliches Bett, in dem du essen und schlafen kannst, wann immer du möchtest. Der Raum, in dem du geboren hast wird die heilige Energie der Geburt erst langsam wieder abgeben und du wirst diese Energie für dein neugeborenes Kind und dich nutzen können. Dafür musst du ungestört sein.

Es kann sein, dass der Anfang schwieriger ist, zum Beispiel, weil dir die Geburt sehr viele Kräfte geraubt hat oder, weil dein Kind Anpassungsstörungen hat. Du wirst merken, dass du dann noch stärker nach Energiequellen für dich suchen musst. Glaubst du, die Zeit nicht zu haben und die notwendige Entlastung nicht organisieren zu können, wirst du vielleicht krank werden. Das ist letztlich auch ein Risiko für dein Kind. Außerdem wird dich ein einfacher Infekt jetzt völlig „umwerfen“ können. Also unterschätze das nicht.

Organisation des Wochenbetts

Deine besten Vorsätze helfen nichts, wenn nicht bereits alles vor der Geburt organisiert ist. Kläre ganz genau mit deinem Partner und/ oder einer anderen Person deines Vertrauens ab, welche Aufgaben er oder sie übernehmen wird. Erkläre die Waschmaschine, Spülmaschine usw. und bespreche, was du gerne essen möchtest. Die meisten Männer oder Helfer freuen sich über ein paar einfache Rezepte (Salate, Suppen, Aufstriche), die dir sicher schmecken. Du hast 10 Tage Küchenverbot!

Wenn ihr einen größeren Haushalt habt, dann ist jetzt ein guter Zeitpunkt mal eine Liste der Aufgaben aufzusetzen. Du kannst dazu schreiben, wie oft die jeweilige Aufgabe erledigt werden muss. Vielleicht schadet es auch nicht, wenn andere Familienmitglieder sehen können, was alles so zu tun ist.

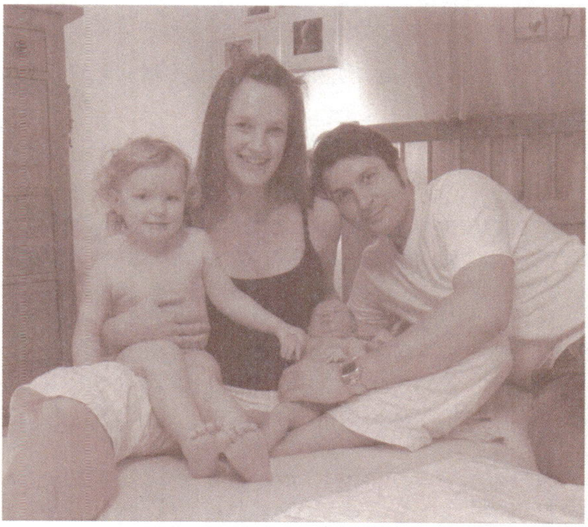

Langsamer Übergang zur Normalität

Du wirst nicht nur im Wochenbett Unterstützung benötigen. In den ersten 3 Monaten herrscht auf jeden Fall Ausnahmezustand bei euch. Auch, wenn dein Kind vielleicht völlig entspannt ist, findet es nur allmählich in euren Tagesrhythmus. Dazu kommt, dass du einfach noch Schonung brauchst. Wahrscheinlich fühlst du dich bestens, aber die kleinste Sache kann dich aus dem Gleichgewicht bringen.

Nach 6 Monaten wirst du das Gefühl haben, eure Familie habe sich gefunden. Du merkst plötzlich, dass du dich in einem „Babycocon" befunden hast und bekommst verstärkt Lust, deine Freunde zu sehen und raus zu gehen. Auch wenn manche Mütter schneller sind, mindestens die Kinder brauchen diese „Ankommphase".

Nach 9 Monaten hat sich dein Körper wieder dem angenähert, was er vor der Geburt war. Die tägliche „Fettabsaugung" durch das Stillen hat Dich wahrscheinlich jeden Monat bis jetzt circa 500g - 1kg Körpergewicht gekostet. Zudem hast du vermehrt Muskeln im Rücken und in den Armen aufgebaut, wenn du dein Kind viel im Tuch trägst. Es könnte gut sein, dass du jetzt fitter als vor der Geburt bist. Ein sicherlich sehr anstrengendes und hoffentlich unbeschwertes Jahr als Familie liegt bald hinter euch.

Unser Wochenbett und die Vorbereitung darauf

Schnucki mit Sarah

Meine Nachsorgehebamme habe ich vom Geburtshaus, in dem ich entbunden habe, während der Schwangerschaft zugeteilt bekommen und bin sehr froh, dass ich genau diese bekommen habe!

Gegen Ende der Schwangerschaft kam sie zu uns nach Hause um zu gucken, ob wir schon ganz auf unser Kind vorbereitet sind. Außer einem Badethermometer und 2, 3 Sache in Größe 50 die nach ihr noch fehlten, befand sie uns als vorbereitet.

Für die Wochenbettzeit gab es allerdings noch andere Sachen vorzubereiten: Jede Menge Papierkram. Zuerst musste ein Kinder-

arzt für die U2 her, der auch Hausbesuche macht und nicht im Entbindungszeitraum Urlaub haben würde.

Das nächste war das Organscreening. Im Klinikum wird das meist am 3. Tag mit der U2 zusammen gemacht. Wünschenswert ist die Durchführung wenn das Kind ziemlich genau 3 Tage alt ist.
Da meine Hebamme aber meinte, dass Kinderärzte selten die Termine in solchen Fällen genau nehmen und das eben auch später machen, was ein optimales Ergebnis des Tests beeinträchtigen kann, Hebammen aber seit einiger Zeit den Test nicht mehr ohne ärztliche Delegation durchführen dürfen, musste ich noch ein paar Unterlagen besorgen, dass meine Hebamme den Test möglichst zeitoptimal bei mir Zuhause durchführen konnte. Da diese Regelung eben erst seit kurzem besteht und Kinderärzte selten mit ambulant entbindenden Frauen konfrontiert sind, brauchte es daher 3 Anläufe, bis ich endlich das Durchführungsmaterial, Aufklärungszettel, Unterschrift und eine schriftliche Erklärung des Arztes beisammen hatte.

Und dann war da noch die Sache mit der Anti-D-Prophylaxe. Da ich Rhesus-negativ bin und mein Mann Rhesus-positiv, besteht die Möglichkeit, dass unsere Kinder, gleich meinem Mann, ebenfalls Rh-positiv werden. Diesbezüglich war ich nun also gerüstet.

Da es meinem Mann leider nicht möglich war, flexibel Urlaub zu nehmen, zumal der Termin auf Ende Juli fiel, entschieden wir uns für 2 Wochen ab dem Tag nach dem Entbindungstermin, welcher auf einen Sonntag viel, Urlaub einzureichen. Je weiter die Schwangerschaft fortschritt, umso mehr Angst bekam ich allerdings, was ich machen sollte, wenn unsere Tochter früher, oder deutlich später kommen würde und ich mit ihr allein wäre.

Auf mein Bitten reichte mein Mann dann gut 7 Wochen vor dem errechneten Termin seinen Antrag auf 2 Monate Elternzeit ab Geburt ein. Da unsere kleine erst 9 Tage später als geplant kam, war ich doppelt froh über diese Möglichkeit zur Dreisamkeit.

Nach der Entbindung waren wir um kurz vor halb zwölf in der Nacht Zuhause. Mein Kreislauf war schwach und mir tat alles weh, ich war wahnsinnig erschöpft und müde. Mein Mann und mein Schwiegervater haben mich beide die Treppen rauf in die Wohnung stützen müssen. Und da waren wir: eine Familie.

Meine Hebamme schaute am nächsten Mittag vorbei. Außer meiner Schwäche ging es uns gut, so dass sie nur einmal täglich vorbei kam. Die ersten beiden Tage war ich zu schwach um meine Tochter zu heben und mein Mann wickelte sie und trug sie herum.

Die nahen Verwandten und Freunde kamen nur kurz um das Baby zu sehen. Die ganze Wochenbettzeit war mein Mann für uns da und kümmerte sich um alles. Meine Schwiegermutter steuerte immer wieder was zum Essen bei.

Der Milcheinschuß begann bereits nach anderthalb Tagen. Es war eine einzige Knubbellandschaft.

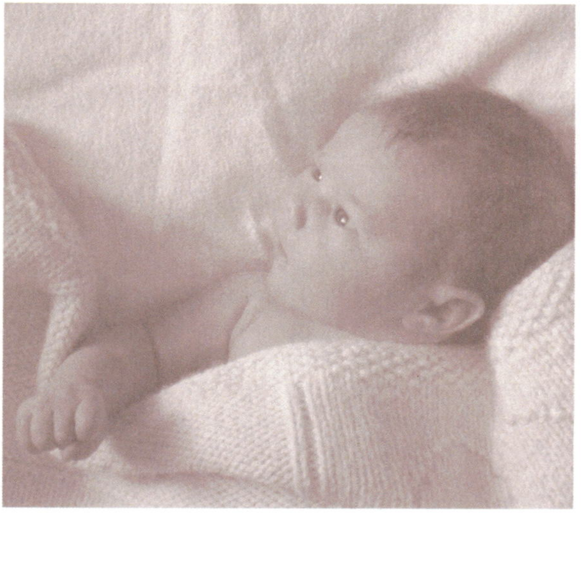

Es begannen 3 Wochen mit Ausstreichen, Quark- und Kohlwickeln. Viel geändert hat sich nichts. Meine Brüste führen ein Eigenleben. Knubbelig ist ihr Normalzustand, nur nach dem stillen ist das weg. Trotzdem hatte ich nie einen Milchstau oder gar eine

Brustentzündung. Und zu wenig Milch hatte ich auch nie.

Täglich 2x nahm ich ein Sitzbad wegen der Schürfung. Offiziell zumindest. In Wirklichkeit waren das meine Momente der Entspannung, in der ich nur für mich war und mein Mann sich um unsere Tochter kümmerte.

Meine Tochter war tatsächlich rh-positiv und so besorgte meine Hebamme die Spritze und setzte sie mir.

Am 3. Tag wollte meine Hebamme das Organscreening machen. Sie war sehr vorsichtig, wärmte die Hacke vorher im Wasser, für bessere Blutzirkulation. Trotz allem kam auch nach 3 Stichen kein Blut, meine Tochter schrie um ihr Leben und ich musste fast mit weinen.
Den Vorschlag es am nächsten Tag nochmal zu versuchen lehnte ich ab. Und so führten wir den Test nicht durch.

Am 6. Tag kam der Kinderarzt zur U2.

Meine Hebamme war super, zeigte uns wie man Babys badet und ihnen die Nägel schneidet und auch jetzt noch, nach über einem halben Jahr, rufe ich sie zuerst an, wenn etwas mit meiner Kleinen nicht stimmt oder ich Fragen habe. Wir verstehen uns gut und besonders schön fand ich auch, dass sie am Ende der Geburt dabei war.

was du im Wochenbett vielleicht gut gebrauchen kannst

Hemdchen aus Wolle/ Seide, Pucksäckchen usw. in Größe 54

ein Schaffell

ein sehr langes, gutes Tragetuch. Eine andere Tragehilfe besser erst 3 Monate nach der Geburt. (Trotz Neugeboreneneinsatz anfangs nicht so geeignet)

ein Fläschchen für Still-Notfälle

eine Wärmeflasche

ein Fieberthermometer

eine Babyschale fürs Auto

einen Tummy Tub Badeeimer

einen gut ausgebildeten Osteopathen mit Erfahrung bei Neugeborenen

eine gute Heilpraktikerin oder Homöopathin

einen Kinderarzt, der Hausbesuche macht, deine Einstellungen zum Impfen teilt oder akzeptiert und bekannt dafür ist, dass er sich Zeit nimmt und nicht gleich Antibiotika verschreibt.

eine liebe Freundin oder Doula, die dich in den ersten Wochen öfters mal massiert.

bequeme Kleidung

zwei feste Baumwoll Still-BHs, die nicht einschneiden, circa eine Nummer größer

Eiswürfel gegen Schwellungen und Geburtsverletzungen

Quark für Auflagen beim Milcheinschuss

leckere Kräutertees und gute Säfte

gesunde Knabbereien wie Nüsse und getrocknete Aprikosen, vielleicht ‚Stillkugeln' nach I. Stadelmann

keine Schwiegermutter in der ersten Woche

Freunde, die dir etwas richtig leckeres kochen, vorbei bringen und dann wieder weg sind

einen Schwimmreifen, damit du besser sitzen kannst

ein bis zwei Stillkissen

6-8 Baumwoll Stilleinlagen

viele Handtücher und Spuckwindeln

Speisekarte eines guten Bringdienstes

einen Sitzball. Auf dem kannst du nachts sitzend und halbschlafend „hüpfen", wenn dein Kind noch Bewegung braucht oder wegen Blähungen/ Überreizung nicht schlafen kann. Außerdem kannst du deinen Rücken dehnen und Rückbildungsgymnastik damit machen.

Die Notfallnummer des nächsten Babynotarztes und die Handy Nummer einer guten Hebamme und eventuell einer Doula

was du erst einmal oder überhaupt nicht brauchst

deine Schwiegermutter oder andere potentiell anstrengende Leute um dich und das Kind

jeden, der eine ganz leichte Erkältung oder Schnupfen hat. Kranke Leute haben in deinem Haus sowieso grad gar nichts verloren. Kranke Familienangehörige sollten zu dir möglichst keinen Kontakt haben und Bäder, Türklinken und die Toilette desinfiziert werden.

Frauen, die der Meinung sind, du könntest nicht stillen oder es wäre nicht das gesündeste für das Kind.

ein Sterilisiergerät für Sauger und Flaschen - du hältst die Sachen einfach gut sauber, Leitungswasser ist nahezu keimfrei.

einen Schnuller: den solltest du deinem Kind, wenn überhaupt, nicht bevor es sechs Wochen alt ist anbieten.

ein Gitterbettchen - anfangs schläft das Kind bei dir oder im Beistellbett

ein Kinderzimmer - du brauchst eher einen ruhigen Rückzugsraum für dich. Mit viel Platz am Boden und weichen Kissen für ein krabbelndes Kleinkind. Kinderzimmer kommt später.

Jede Art von Babynahrung: Bei Stillproblemem wendest du dich an deine Hebamme.

was am besten bereits im Haushalt ist

vorgekochtes Essen in der Gefriertruhe

die dicksten Binden, die du finden kannst (Apotheke)

ein eingefrorener Kuchen und ein alkoholfreier Sekt, um in Ruhe mit deinem Partner den ‚Geburtstag' zu feiern

ein Partner, der sich mit Spülmaschine und Herd auskennt und keine Angst vor der Waschmaschine hat.

Ein paar gute Bücher zu Themen wie Babypflege, Babys ohne

Windeln, Tragetuchtechniken und vor allem Stillen. Buchtipps, Bezugsadressen, noch mehr Interviews, Beiträge und Infos findest du auch im Internetblog www.hausgeburten.blogspot.com

Es ist gut, wenn du dich schon vor der Geburt mit Fragen zum Impfen und der Vitamingabe bei Säuglingen beschäftigst. Spreche auch mit deinem Partner darüber. Seid ihr gut informiert, kann Euch später niemand überrumpeln.

Auszeit für Väter

Väter haben viel zu leisten und werden bei aller Aufregung um Mutter und Kind manchmal vergessen. Es ist ganz normal, dass Dein Partner, obwohl er sicher unendlich glücklich und stolz auf Euch ist, auch Sorgen hat und die Geburt verarbeiten muss. Erist plötzlich, zumindest vorübergehend zum Haupternährer geworden. Er ist Vater geworden und hat sich meistens, vor allem beim ersten Kind, noch nicht besonders mit dem Kinderkriegen auseinandergesetzt. Zudem haben Väter einen anderen Zugang zu Kindern. Sie Herzen einen kleinen Säugling, wie Du es nie machen würdest. Überhaupt gehen Väter körperbetonter mit Kindern um, muten ganz kleinen schon mehr zu und sind aber auch oft noch unerfahrener. Viele Väter betreuen ja erstmals ihre eigenen Kinder. Frauen sind in sozialen Berufen viel stärker repräsentiert und haben wiederum Freundinnen, die eher ihnen die zeitweise Kinderbetreuung zutrauen.

Kannst du es wertschätzen, wie wichtig dein Partner für deine Kinder ist? Sie werden ihn für seine wilden spiele, bei denen Dir ganz schlecht wird, lieben. Sie werden nachts weinen, weil der Papa nicht da ist. Sie werden sich mit ihm streiten, dass nur so die Fetzen fliegen und ein anderes Konzept der Fürsorge kennenlernen.

Sag es ihm auch mal. Väter sind unendlich liebevoll, wenn sie denn nicht so oft von „wohlmeinenden“ Müttern ausgebremst werden.

Geschwisterkinder

Falls bei dir das Zweite, Dritte oder Zwillinge kommen, stehst du vor größeren Herausforderungen. Für kleine Kinder kann je nach Entwicklungsphase das neue Geschwisterchen erst einmal ein Schock sein. Es kann mit offener Ablehnung reagieren oder leise im Bett weinen. Aber auf jeden Fall braucht es jetzt seinen Vater als Verbündeten. Es muss seinen Platz in der Familie wieder neu finden und sich zu seinem Geschwister in einen Bezug stellen.

Und die Mutter ist oft mit den Gedanken ganz woanders und hat jetzt so einen Schreihals zum kuscheln. Oft helfen Bachblüten sehr gut die verständliche Eifersucht zu bändigen. Besorge deinem größerem Kind ein schönes Buch zum Thema Geburt, zum Beispiel „Ich will auch Geschwister haben“ von Astrid Lindgren. Vielleicht hilft es deinem älteren Kind auch, seine Gefühle zu einer schönen Musik mit Was-

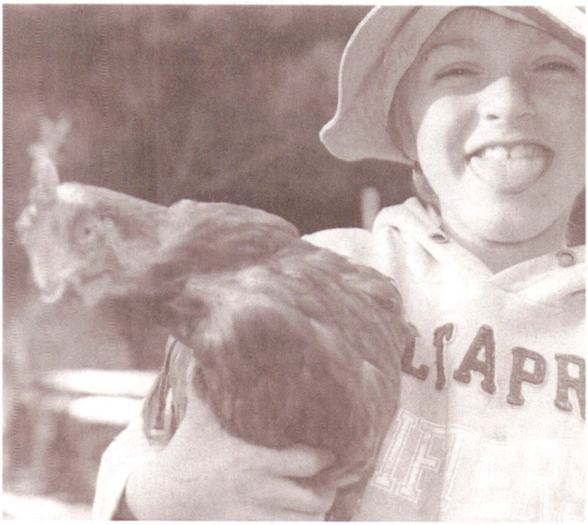

serfarben zu malen. Über die Bilder könnt ihr dann vielleicht im Bett sprechen.

Großeltern und Verwandte oder Bekannte der Familie freuen sich, wenn sie ältere Geschwister zu einem Ausflug abholen dürfen. Dann können sie auch für zwei Minuten das neue Baby bewundern und du weißt, dass die Kinder nach der meistens nervenaufreibenden Zeit vor der Geburt auch mal eine schöne Zeit haben und verwöhnt werden.

Haushaltshilfe

Sollte dein Mann verhindert sein, hast du 6 Tage lang nach der Geburt Anspruch auf jeweils 6 Stunden Haushaltshilfe. Du musst dafür glaubhaft machen, dass sich weder dein Partner noch jemand anders um die Kinder kümmern kann. Du solltest, wenn das bei der Fall ist, dringend rechtzeitig eine Familienpflegerin suchen, die mit der Krankenkasse abrechnen darf. Vermittelt werden Familienpflegerinnen häufig über die Caritas oder die Arbeiterwohlfahrt bzw. andere Sozialverbände.

Eine Haushaltshilfe kann dich auch in der Schwangerschaft sehr entlasten, wenn du schon mindestens ein Kind unter 12 Jahren hast. Du brauchst ein Attest von deinem Arzt und bekommst sie dann mit etwas Glück immer für zwei Wochen und eine festgelegte Zeit pro Tag, genehmigt. So kannst du dich mit zu frühen Vorwehen, Kreislaufproblemen, Schwindel oder zu reifen Muttermundsbefunden mittags mal hinlegen. Du sammelst Kräfte, wirst gesund bekocht und musst das Bad nicht mehr selbst putzen. Das wird dich spürbar entlasten. Die Krankenkasse zahlt diese präventive Maßnahme gerne, denn sonst droht im schlimmsten Fall ein (für die Kasse) teurer Krankenhausaufenthalt und im schlimmsten Fall sogar eine Frühgeburt.

Besonders, wenn du nicht das erste Kind bekommst: Gib auf dich acht! Achte sowohl auf körperliche Zeichen wie einen erhöhten Tonus der Gebärmutter, Vorwehen, Schmierblutungen und einen verkürzten Muttermund. Wie auch auf psychische Zeichen wie Weinkrämpfe oder das Gefühl, mit dem älteren Kind überfordert zu sein. Hole dir dann Hilfe. Dein ungeborenes Kind wird viel kräftiger und gesünder sein, wenn du es ganz austragen kannst. Organisiere dir rechtzeitig eine Hilfe. Im Krankenhaus bist du vermehrt Keimen ausgesetzt, die dir oder deinem Kind gefährlich werden könnten. Für dein älteres Kind wird eine Trennung jetzt auch nicht gerade förderlich sein. Du solltest präventiv alle Register für Euch ziehen, damit der Start ins Leben gelingen kann.

Besuche

Ein neugeborenes Kind scheint eine magische Anziehungskraft auf besonders ältere Damen zu haben. Jede möchte das Kind anfassen, ihm im schlimmsten Fall „Küsschen geben“ und gute Tipps an die Wöchnerin loswerden. Das kannst du nicht brauchen und es ist auch für Dein Kind nicht gut, weil es sich anstecken könnte. Beschränke den Besuch rigoros und bespreche mit deinem Partner, dass Dein Zimmer absolut tabu ist. Hier ist Euer geschütztes Nest. Wenn Du Dich fit genug fühlst und Dein Baby ganz ausgeglichen nach den Eindrücken der Geburt ist, kannst du nach ein paar Tagen ja mal ins Wohnzimmer kommen.

Ansonsten und in hartnäckigen Fällen, schicke Deine Hebamme vor. Sie wird Deinem Partner oder dem Besuch erklären, warum Du Ruhe brauchst. Du kannst auch sagen, Deine Hebamme hätte Euch die Besuche für die ganze Woche verboten, da Dein Kind eine ansteckende Infektion habe. Hier sollte eine Notlüge erlaubt sein, wenn es Dir ansonsten nicht gelingt, klar „Nein“ zu sagen.

Natürlich kann Besuch auch sehr schön sein. Mit manchen Menschen möchtest du intime und aufwühlende Momente teilen. Diese Menschen wissen dann auch von ganz alleine, was gut für Euch ist. Von den Anderen brauchst du in der ersten Woche eher Abstand, egal, wie nah sie mit dir oder dem Kind verwandt sind.

Besuch in unserem Wochenbett

Natürlich kann ich verstehen, dass jeder das Baby bestaunen möchte. Leider hat dieses "Baby-Watching" mein erstes Wochenbett nicht gut verkraftet. Ich hatte schon Stillprobleme, war quasi am Dauerstillen, konnte in keiner Nacht schlafen (5 Tage im KH) und bin nicht zum Essen gekommen (weil festgelegte Essenszeiten nicht mit unseren Stillzeiten abzustimmen waren). Dann stehen neben einem Menschen, die genau beobachten wie das geht mit dem Stillen und der Brust. Die gutgemeinten Ratschläge z.B. "...dann musst du halt abstillen oder zufüttern...." etc. machen das Ganze nur noch schlimmer.

Ich muss dazu sagen mein erstes Kind war ein Schreikind und die ersten drei bis vier Monate bestanden aus Dauerschreien und Dauerstillen. Außerdem hatte ich ca. 10 Wochen lang Kopfschmerzen von der PDA die sich beim Stillen immer noch verstärkt haben. Im Krankenhaus und noch zu Hause hatte ich schlimme Nackenschmerzen durch eine Blockade - verursacht durch die Lagerung nach der PDA und beim Kaiserschnitt.

Ich wurde wohl als überempflindlich empfunden, aber für mich war diese Zeit wirklich die Hölle. Ich hatte das vorher schon geahnt. Und ich denke dieses Mal wird es vielleicht besser - durch die Hausgeburt. Aber ich hätte trotzdem gerne mehr Ruhe. Es braucht einfach Zeit bis Mutter und Kind aufeinander eingespielt sind. Das Schlimmste war eigentlich, dass mich auch noch ein schlechtes Gewissen plagte, weil ich keine richtige Verbindung zu meinem Kind aufbauen konnte. Ich liebte es zwar von Anfang an, aber irgendwie war es nicht meines... ich hatte es nicht geboren... es war einfach aus mir herausgeholt worden. Ich konnte ihn nicht mal direkt halten, nachdem ich genäht war. Ich war einfach zu fertig und ich wollte auch nicht. Das tut mir heute noch leid. Zum Glück war mein Mann dabei, der den Kleinen auf seiner Brust hatte."

Der Erfahrungsbericht von C.'s Geburt und weitere Interviews und Berichte erscheint in Buch "Ich wollte meine Geburt verstehen..." im fidibus Verlag.

Formalitäten

Das eigene Kind anzumelden ihm offiziell seinen Namen zu geben erfüllt jeden Vater mit Stolz. Trotzdem ist es geschickt, auch die anderen Formalitäten möglichst bald zu erledigen. Das allermeiste kannst du bereits vor der Geburt ausfüllen. Da hast Du genügend Zeit und Ruhe für solche Dinge. Danach nimmst du einen Marker und markierst die Stellen, an denen noch Angaben fehlen neongelb. Das Ganze kommt in eine Mappe, die du deinem Partner mit den Worten „Viel Spaß dann, mein Schatz“ übergibst.

Im folgenden findest du Internetlinks für die Anträge:

- Kindergeld
http://www.arbeitsagentur.de/zentraler-Content/Vordrucke/A09-Kindergeld/Publikation/V-Kg1-Antrag.pdf

- Elterngeld
http://www.elterngeld.net/elterngeldantrag.html

- Mutterschaftsgeld

falls du arbeitest solltest du circa sieben Wochen vor der Geburt eine Bescheinigung deiner Hebamme mit dem voraussichtlichen Entbindungstermin bei der Krankenkasse abgeben. Du kannst so ohne Verzögerung Mutterschaftsgeld ausbezahlt bekommen. Dieses wird auf das Elterngeld angerechnet, das heißt das Elterngeld der ersten beiden Monate entfällt dadurch praktisch.

wenn ihr ein niedriges Einkommen habt, könntet ihr mit der Geburt eures Kindes Anspruch auf

- Wohngeld

http://www.wohngeldantrag.de/antrag/index.html

- Kinderzuschlag

http://www.arbeitsagentur.de/zentraler-Content/Vordrucke/A09-Kindergeld/Publikation/V-Kiz1-Antrag.pdf

- Unterstützungen der Bundesstiftung für Mutter und Kind. Wichtig hierzu musst du bereits in der Schwangerschaft bei einer Familienberatungsstelle (Jugendamt, Caritas) vorsprechen. Allerdings werden nur Mütter mit einer ungeplanten Schwangerschaft unterstützt.

http://www.bundesstiftung-mutter-und-kind.de/

Für alle Anträge (außer Stiftung Mutter und Kind) benötigst du die Geburtsbescheinigung, die dir deine Hebamme ausstellt. Außerdem die Meldebestätigung von deiner Gemeinde.

ansonsten solltest du baldmöglichst

deine Krankenkasse informieren, bzw. die neue Kasse des Kindes

das Kind in die Haftpflichtversicherung eintragen lassen (meistens beitragsfrei)

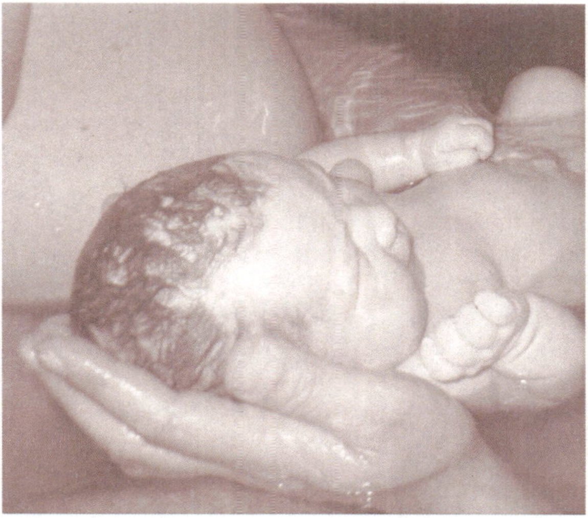

evtl. eine private Zusatzversicherung (Krankenkasse) für alternative Heilmethoden aussuchen. Du kannst, falls du das überhaupt möchtest, dein Kind günstig und ohne Gesundheitsprüfung versichern lassen. Die Kosten liegen bei circa 10 Euro monatlich.

Die Stillzeit

Eines der größten Geschenke ist es, ein Kind mit Muttermilch zu ernähren. Muttermilch ist die gesündeste Nahrung für den Säugling. Sie ist nicht nur optimal auf den jeweiligen Säugling eingestellt. Die Nährstoffe verändern sich, je nachdem zu welchem Zeitpunkt, in welchem Rhythmus und in welchem Alter das Kind gestillt wird. Sie sind immer ganz individuell auf dein Kind zugeschnitten.

Auch ist Muttermilch so etwas wie das zweite Immunsystem deines Kindes. Sie enthält Informationen und Abwehrstoffe, so dass dein Kind bestens geschützt ist. Wie genau das geschieht, ist noch nicht erforscht. Viele Mütter berichten jedoch, dass ihre vollgestillten Kinder nicht krank werden. Selbst, wenn die Mutter eine ernsthafte Erkältung mit hohem Fieber hat, wird der Säugling in aller Regel nicht krank. Viele Kinder jedoch bekommen mit etwa sechs Wochen einen Schnupfen. Vollgestillte Kinder werden aber glücklicherweise nur selten richtig krank. Sobald zugefüttert wird, also mit etwa fünf bis acht Monaten, kommen auch die ersten Infekte. Jetzt ist das Kind jedoch schon groß genug, um leicht damit fertig zu werden. Die Anpassungszeit nach der Geburt hat es gut überstanden. Sein kleiner Körper ist nun auch reif für ein Training seines Immunsystems.

Es ist nicht ganz klar wieso, aber Kinder, die lange vollgestillt werden, sind deutlich seltener allergisch.

Das wichtigste ist, das Kind direkt nach der Geburt, sobald es Interesse zeigt, anzulegen. Es ist besser, das Kind vorher nicht durch das Wiegen und Messen zu verunsichern, diese Untersuchungen können auch später noch stattfinden. Genau genommen hat das bis zum nächsten Tag Zeit. Sobald die Vitalfunktionen des Kindes da sind, und es möchte, kann es im Prinzip trinken. Kinder, die in dieser sensiblen Zeit nicht angelegt werden, haben fast immer Schwierigkeiten, später an der Brust zu trinken.

Das Baby soll die Brustwarze ganz mit seinem Mund umschließen. Es hat fast den Eindruck, das Kind ersticke an der riesigen Brustwarze. Wenn es den ganzen Hof umfasst, schont das die empfindliche Brustwarze und stimuliert die Milchproduktion. Nach wenigen Mahlzeiten wird das Kind die Brust von selbst fast verschlucken wollen. Dann kann die Unterlippe noch nach unten ausgestrichen werden, so dass sie nicht von der Brustwarze in den Mund gezogen wird. Dazu zieht man leicht am Kinn oder direkt die Unterlippe nach unten. Jetzt sollte das Baby richtig an der Brustwarze saugen können.

Anfangs kommt fast gar keine Milch. Erstaunlicherweise reicht das den Kindern aber. Nach ein paar Tagen folgt dann der Milcheinschuss, die Brüste werden hart und schmerzen. Alle Brustdrüsen zeigen, wo sie sind und scheinen den Ernstfall zu proben. Oft werden die Brustwarzen auch wund, das sieht manchmal dramatisch aus, vergeht aber bald wieder. Die Hebamme, die ja jeden Tag zur Nachsorge kommt, wird sich Deine Brüste auch immer genau ansehen und rechtzeitig Abhilfe schaffen. Wenn Du nicht genügend Ruhe hast oder gestresst bist, wirst Du das bald an harten Brüsten und schlimmstenfalls an einer Brustentzündung merken. Sobald Du Dich unter Druck gesetzt fühlst, wirst Du wahrscheinlich zu wenig Milch haben. Also sei vorsichtig, wen du anfangs am Stillen teilhaben lässt. Ist dann erst einmal alles eingespielt, gibt es eigentlich selten Probleme. Bald kannst Du überall entspannt stillen.

'Speikinder sind Gedeihkinder'

Romy mit Tom

Direkt nach der Entbindung im Krankenhaus - noch nackt und blutverschmiert - durfte Tom das erste Mal an die Brust. Die Hebamme stopfte ihm meine Brustwarze in den Mund und er begann auch gleich zu nuckeln. Allerdings hatte ich nicht das Gefühl, dass er damit viel erreichte. Aber woher sollte ich auch wissen, wie es sich richtig anfühlen muss? Das wird schon werden. Immerhin scheinte er sich damit wohlzufühlen.

Am nächsten Morgen wurde bei der U2 festgestellt, dass Toms Zungenbändchen zu straff war. Die Kinderärztin kam mit hochbesorgter Mine zu mir, um mir die Sachlage zu schildern. Nachdem ich angesichts der dramatischen Risiken wie Still- und Sprachprobleme bei Nichtbehandlung beinahe vergangen wäre, stimmte ich der Durchtrennung sofort zu. Ohne Narkose und ohne Weinen war es schnell überstanden.

Danach hatte ich Hoffnung, dass sich das Stillen gleich anders anfühlen würde. Aber ich war mir immer noch nicht sicher, ob er rich-

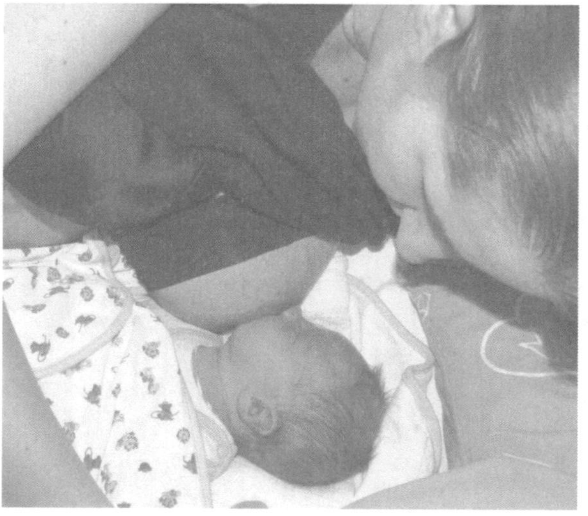

tig saugte und auch Milch bekam. Daher ließ ich mir immer wieder von den Schwestern und Hebammen beim Anlegen helfen. Uns wurde geraten, mindestens alle drei Stunden zu stillen und immer mit der Brust weiter zu stillen, an der die letzte Mahlzeit beendet wurde. Wir sollten nicht länger als 20 Minuten pro Seite stillen, um ein Wundwerden der Brustwarzen zu vermeiden.

Ich brachte die Zeitangaben und Reihenfolgen jedoch permanent durcheinander. Tom war das egal. Er nuckelte zufrieden, wann immer er die Gelegenheit dazu bekam - auf der rechten Seite liegend die rechte Brust, auf der linken Seite liegend die linke Brust - und manchmal vor lauter Schusseligkeit auch über Kreuz. Manchmal wollte er die Brust nicht mehr loslassen, weil er ohne nicht schlafen konnte. Dann überschritten wir die 20 Minuten deutlich und ich legte mir Heilwolle in den Still-BH, wodurch das Kribbeln an den Brustwarzen zum Glück nicht in ein Wundsein umschlug.

An Toms drittem Lebenstag herrschte immer noch allgemeine Ungewissheit, ob seine unermüdlichen Saugbemühungen überhaupt Erfolg hatten und er satt wurde. - Bis Tom uns die Antwort gab: Er begann zu spucken. Dicken, gelben Brei. Von da an war ich ständig am tupfen und Spuckwindeln tauschen. Als eine Säuglingsschwester einen relativ kleinen Klecks ungläubig mit „Ist das alles Ihre Milch?" kommentierte, fühlte ich mich endlich sicher, dass mein Kind satt wurde. „Speikinder sind Gedeihkinder."

Am fünften Tag kam dann der Milcheinschuss. Er bescherte mir riesige, schwere, harte und heiß pulsierende Brüste, angesichts derer mein Still-BH eine reine Lächerlichkeit darstellte. Ich war sauer, dass mir das keiner vorhergesagt hatte und fragte mich, wie es manche Frau nur mit diesen prallen Silikonbomben aushalten könne.

Meinem Sohn war das egal. Er trank sich alle paar Stunden ordentlich satt und war zufrieden. Ich hingegen wusste einfach nicht mehr, wohin mit der ganzen Milch. Ans Abpumpen wagte ich mich nicht aus Angst, die Milchproduktion damit noch mehr anzukurbeln. So matschte ich Stilleinlagen und Stoffwindeln durch und ließ voller Verzweiflung die Milch unter der Dusche auslaufen. Als ich den Druck und den Spannungsschmerz am Abend des sechsten Tages nicht mehr ertragen konnte, legte ich endlich die Pumpe an. Über 250 ml auf einer Seite und die Milch spritze immer noch im Strahl in den bereits überschwappenden Pumpenbecher.

Trotz der Sorge, dass ich am nächsten Tag dann wohl die doppelte Menge würde abpumpen müssen, war dies eine Erlösung und ich konnte erschöpft schlafen gehen.

Die Sorge war unbegründet. Die Produktion regelte sich innerhalb der nächsten zwei Tage etwas herab, sodass ich mich wieder wohl in meiner Haut fühlte. Nichts desto trotz wurden noch viele Stilleinlagen durchweicht. Vor jeder Stillmahlzeit musste Toms Umfeld sorgfältig mit Stoffwindeln abgedeckt werden, weil er einfach nicht so schnell schlucken konnte, wie ihm die Milch entgegen strömte. Fortan war er genudelt bis oben hin. Ständig überfüllte er seinen kleinen Magen, sodass er nach einer Weile den Gesetzen der Physik nachgeben und einen riesigen Milchschwall über einen halben Meter weit von sich spucken musste.

Wenn wir Glück hatten, spuckte er über sein Nestchen oder den Kinderwagen hinaus auf den Boden. Aber wesentlich häufiger mussten wir Kissen, Decken und Nestchen waschen, die Couch schrubben und das Kind komplett neu anziehen. - „Speikinder sind Gedeihkinder."

Nach drei Monaten hatte Tom sein Geburtsgewicht verdoppelt und wog bereits soviel wie manch Einjähriger. Ab dem dritten Monat gewöhnte er sich auch an, wesentlich öfter und somit weniger auf einmal zu trinken und so spucke er bald nur noch einmal pro Tag und irgendwann im vierten Monat hörte es ganz auf. Zum Glück.

Tom ernährte sich über 12 Monate ausschließlich von Muttermilch. Auf Drängen von außen hin boten wir ihm ab dem fünften Monat regelmäßig Beikost an. Von Muttermilchbrei über Karottenmus bis hin zu Babygläschen kostete er alles und gab uns dann unmissverständlich zu verstehen, dass er davon nichts wissen möchte. Ungefähr alle zwei Wochen probierte er es wieder und fand es dann doch wieder doof.

Bis zu einem Alter von 18 Monaten nahm Tom nur Miniportionen an fester Nahrung an und war weiterhin gesund und zufrieden mit seiner Muttermilch.

Auch heute mit 20 Monaten verlangt er noch rund um die Uhr alle ein bis fünf Stunden nach der Brust und ich lasse ihn gewähren, da ich überzeugt bin, dass es durch und durch gesund für uns beide ist, dieses Bedürfnis zu erfüllen - aus emotionaler wie auch physiologischer Sicht.

Ein schwieriger Anfang nach Kaiserschnitt und allergischem Schock im Krankenhaus

Hanna S. mit Lennart

Nachdem meine Geburt, Einleitung mit Gel auf das ich allergisch reagiert habe, was dann mit einem Kaiserschnitt endete, nicht so schön war, war ich frohen Mutes, dass wenigstens das Stillen klappt.

Problem war nur, ich habe meinen Sohn nicht gleich anlegen können, zudem war ich vor lauter Medikamente gegen den allergischen Schock und den Schmerzmitteln regelrecht aus dem Leben geschossen und schlief die ersten Stunden mit ihm auf der Brust eher als alles andere.

Er wurde um 16:44 Uhr im August 2009 geboren und ich glaube gegen 21 Uhr, nachdem wir aus dem Kreißsaal ins Zimmer verlegt worden sind, kam eine Schwester und legte ihn mir an. Ich selber habe da aufgrund meines Zustandes nicht viel zu beigetragen, geschweige denn mitbekommen.

Am nächsten Tag begann der Horror dann. Da mir nicht gezeigt worden ist wie ich ihn am besten anlege gab es nur Probleme und die Schwestern waren schon reichlich genervt davon das ich ständig klingelte weil ich Hilfe brauchte. Komischerweise klappte es nachts aber prima.

Ich war 5 Tage im Krankenhaus und ich habe jeden Abend weinend meine Mama angerufen und fühlte mich wie ein Versager, weil ich es einfach nicht schaffte das natürlichste der Welt zu tun, meinen Sohn zu stillen.

Etwas besser wurde es als ich dann zu Hause war, meine Nachsorgehebamme die ich kurzfristig und auch nur über das Wochen-

ende hatte, zeigte mir einige Griffe. Mal klappte es und mal eben nicht und ich saß wieder vor Verzweiflung heulend und fühlte mich schlecht.

Dann kam mein Engel, meine Erleichterung überhaupt, MEINE Nachsorgehebamme. Monika war einfach toll, wir redeten eigentlich über alles außer dem Stillen, weil sie der Meinung war, durch das viele Gerede darüber kann es einfach nicht klappen. Sie gab mir den Tipp es einfach mal ganz in Ruhe im Bett liegend zu probieren, am Besten in der Nacht. Gesagt, getan, es wurde Nacht und ich legte mich mit meinem hungrigen Kind ins Bett und legte ihn an die Brust.

Es war so befreiend!! Er trank endlich ordentlich und ich war auch total entspannt und schlief währenddessen einfach ein.

Auf diese Weise stillte ich also die nächsten 2 Wochen, ich achtete darauf das ich zu den Mahlzeiten IMMER zu Hause war um nicht in dieses Bedrängnis zu geraten und mich und ihn wieder so unter Druck zu setzen.

Diese 2 Wochen brachten dann auch den Durchbruch!

Nach dieser Zeit konnte ich in jeder Haltung stillen, egal wo ich war. Ich wurde so mutig das ich mit meinem Sohn als er noch keine 3 Monate alt war, einfach mit dem Zug nach Bonn gefahren bin (7 Stunden fahrt), es war Karnevalsbeginn als ich mit ihm mitten in der Kölner Stadt in einer Kneipe saß zur Mittagszeit und ich stillte ihn.

Wir hatten eine sehr innige Stillbeziehung, die uns einfach so nahe gebracht hat. Wir genossen es und abends einfach zusammen ins Bett zu legen, ich stillte ihn bis er eingeschlafen war und ich beobachtete ihn einfach nur.

Inzwischen ist er 17 ½ Monate alt, ich hatte eigentlich abge-

stillt, jedoch brach er sich in einem Anflug von Übermut den Arm und die Nacht im Krankenhaus war einfach nicht anders zu überstehen.

Seitdem stille ich ihn wieder in der Nacht, wenn er zu mir ins Bett gekrochen kommt und ich mache es heute noch so wie damals: Wenn er eingeschlafen ist beobachte ich ihn einfach nur wie er schläft und genieße diese absolute Nähe und Vertrautheit zu ihm bis auch ich irgendwann einfach wieder mit ihm im Arm einschlafe.

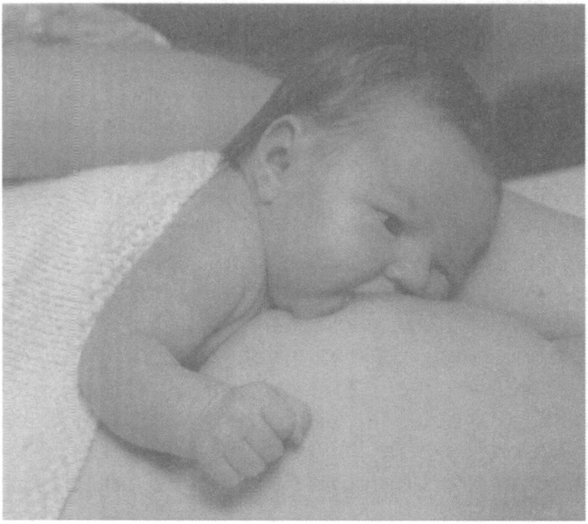

Es war der Anfang einer anstrengenden Zeit und ich konnte nur erahnen, was Flaschenmamis durchmachen müssen!

Katharina mit Anna

Das Stillen war vor Annabells Geburt kein großes Thema für mich. Ich wollte es ausprobieren und wenn alles klappt und stressfrei ist, weitermachen, bis sie 6 Monate alt ist. Als ich unsere Tochter das erste Mal anlegen durfte, war es komisch. Ich war müde, vieles war bei der Geburt im Krankenhaus nicht so gelaufen, wie ich es mir gewünscht hatte. Mein Partner hat mich nicht so unterstützt, wie ich es erwartet hatte.

Am nächsten Morgen wurde meine Kleine zu mir ins Zimmer geschoben. Sie weinte und es war das schönste Gefühl der Welt, ihr geben zu können, was sie braucht - jedoch mit Hilfsmitteln: als es nicht so recht klappen wollte, kam eine Schwester mit einem Stillhütchen. Es war der Anfang einer anstrengenden Zeit und ich konnte nur erahnen, was Flaschenmamis durchmachen müssen. Die Hütchen musste ich immer sterilisieren und dabei haben. Hatte ich sie vergessen, war das Geschrei groß. Es ging Nichts ohne Hütchen.

Als Anna sechs Wochen alt war, hatte ich einen Milchstau und sie schrie, wie am Spieß, bis ich raus fand, dass ich zu wenig Milch hatte. Dass es möglich ist, dass sich die Milch staut und zeitgleich zu wenig da ist, war mir vorher völlig unklar. Ich rief meine Hebamme an. Sie lag krank im Bett und konnte nicht vorbeikommen. Ihr Kommentar: "Dann gib ihr doch die Flasche!" Ich dachte an eine Saugverwirrung. Ich konnte ihr doch nicht einfach die Flasche geben! "Was soll´s!?". Ich legte auf. Doch zufriedengeben konnte ich mich damit nicht. Ich recherchierte im Internet, schrieb mein Problem in ein Forum und bekam den Tipp, eine Stillberaterin anzurufen.

Diese hat mir geholfen, beide Probleme in den Griff zu bekommen. Ohne Flasche und Kunstmilch. Ich bin ihr unheimlich dankbar. Die Hütchen war ich dennoch nicht los. Alles versuchte ich, doch Annabell brüllte die Brust an und war durch Nichts zu beruhigen. Ich machte mir unheimliche Vorwürfe. Warum hatte ich mich nicht besser informiert und die Hütchen abgelehnt!?

Als sie acht Wochen alt war, ging ich eines Freitags mit ihr zum Osteopathen, weil sie Abends immer so schrecklich weinte. Er löste einige Blockaden und als mir am Sonntag das Hütchen runterfiel, nahm Anna die Brust in den Mund und saugte. Das war der Anfang einer wunderbaren Stillbeziehung.

Fragen an Katharina

Wie kam es denn zu den Stillhütchen. Könntest du uns das noch erklären?

Ich musste echt lange darüber nachdenken, wie es zu den Hütchen kam. Anna hat beim ersten Mal ja gesaugt - aber mit Schwierigkeiten. Ich denke, sie war einfach zu schwach, sie ist auch oft eingeschlafen beim Saugen (hatte ich im Bericht gar nicht erwähnt). Es war kein stillfreundliches Krankenhaus, einige Sachen fand ich gut (z.B., dass nur mit Spritzen und Bechern zugefüttert wurde und Schnuller nicht an Stillkinder verteilt wurden), andere waren nicht so gut und förderlich (viele Krankenschwestern hatten unterschiedliche Meinungen, was das Wecken anbelangt und haben auch den Tipp gegeben, nicht so lange Saugen zu lassen, damit sich die Brustwarzen erholen können; es gab auch immer Sab-Simplex zur Anregung, an die Brust zu gehen. Andere Schwestern saßen 2 Stunden in der Nacht an meinem Bett und haben mir geholfen, Anna immer wieder zu wecken)

Ich legte das kleine nackte Handtuch-Bündel-mit-Kopf auf meine Brust

Dorothea mit Jonas

Jonas ist zu Hause im Geburtspool geboren. Wir hatten eine schöne aber lange Geburt von über 11 Stunden. Ich war ehrlich erschöpft. Nachdem ich geboren hatte, nahm meine Hebamme unseren kleinen Mann aus dem Wasser und legte ihn mir vorsichtig in den Arm. Zuerst wusste ich gar nicht, wie ich ihn halten sollte, mein Mann und ich schauten ihn nur an. Mein Mann sah zuerst, dass es ein Junge war, da war er noch an der Nabelschnur und die Plazenta gar nicht geboren.

Meine Hebamme deckte uns mit einem Handtuch zu, so dass wir nicht frieren würden. Nach kurzer Zeit kam die Plazenta und wir stiegen aus dem Pool, da das Wasser nun rot war. Im Zimmer war es ganz warm, Jonas fing nun immer kräftiger an zu weinen. Die Plazenta neben uns in einer Schüssel, nabelte mein Mann Jonas ab. Mich hatte die Hebamme auf die Couch gelegt, ich konnte die Hand von Jonas halten, der immer noch weinte. Er wollte ganz offensichtlich eng umschlossen getragen werden, daher nahm mein Mann unseren Sohn schnell und wiegte ihn und trug ihn ein bisschen, wo er sich endlich beruhigte.

In der Zeit versorgte mich meine Hebamme, glücklicherweise hatte ich keinerlei Verletzungen. Ich konnte sogar selbst, mit ihrer Stütze, zur Toilette gehen und duschte mich kurz ab. Meine Hebamme packte mich warm in ein langes Hemd und half mir wieder zum Sofa. Inzwischen drehte Jonas seinen kleinen Kopf schon hin und her und suchte die Brust. Seine kleine Lippen schnappten und seine kleine Zunge leckte sich förmlich die Lippen. Wir lachten, wahrscheinlich hatte der arme Kerl nach der langen Geburt einfach auch Durst.

Meine Hebamme zeigte mir, wie ich Jonas die Brust anbieten sollte. Ich legte das kleine nackte Handtuch-Bündel-mit-Kopf auf meine Brust, während ich mich leicht auf die Seite gedreht hatte. So konnte Jonas gut atmen und das restliche Fruchtwasser noch ablaufen. Mit einem Finger stopfte sie Jonas meine Brustwarze in den Mund, der ganz aufgeregt danach schnappte. Er musste erst lernen, die Warze auch im Mund zu behalten und ich drückte meine Brust etwas ein, so dass er auch noch Luft bekam. Meine Hebamme meinte, Jonas solle möglichst viel Brust im Mund haben, damit er es gleich richtig lerne. Er hätte am liebsten nur an der Spitze genuckelt, so aufgeregt war er. Dann fuhr sie von oben über die Unterlippe, damit diese nicht eingeklappt war. So hatte er nur die Brustwarze im Mund und sein kleiner Mund war voll davon.

Er nuckelte so fest er konnte und bekam wohl auch schon ein paar Tröpfchen. Davon wurde Jonas ganz selig und legte nach wenigen Minuten den Kopf zur Seite, völlig erschöpft und jetzt auch mit der Welt zufrieden. Offensichtlich hatte er es erwartet, nach der Geburt die leckere Milch saugen zu dürfen. Seine Erwartung war eingetroffen und Jonas konnte bald einschlafen.

Er trank anfangs häufig und fest, hatte aber immer nur kurz Zeit. Beim Trinken ist er bis heute, er ist jetzt zehn Monate, zügig dabei (er trank eigentlich noch nie länger als ein paar Minuten), gierig und aufgeregt. Anfangs hatte ich die unvermeidlichen aufgeplatzten Brustwarzen, nachdem sich kleine Wasserbläschen von seinem Saugen gebildet hatten. Glücklicherweise entzündete sich nichts, wie ich schon befürchtet hatte, sondern ließ sich mit Lanolin gut behandeln.

Es war auch gar nicht daran zu denken, ihn einmal nicht zu stillen, wenn er Hunger hat, dann gibt er erst Ruhe, nachdem er gestillt worden ist. Aber die Brustwarzen gewöhnten sich schnell an ihre neue Aufgabe. Ich stillte ihn immer nach Bedarf, oft mit nur einer Stunde Pause, manchmal sogar bis zu drei Stunden nicht. Nachts schlief er immer recht gut, neben mir im Bett, so dass auch ich immer genug Schlaf bekam und ihn, wenn er anfing unruhig zu suchen, anlegte. Wir hatten meistens zweimal eine Pause von zwei bis vier Stunden nachts, so dass das eigentlich kein Problem war.

Nur in den Zeiten um die Wachstumsschübe, mit vier und sechs Wochen und dann alle paar Wochen mal, gab es auch unruhigere Nächte, wo er eigentlich ständig trinken wollte, weil es ihm nicht reichte. Wir überbrückten solche Nächte hüpfend auf dem Sitzball oder gaben ihm auch mal ein oder zwei Löffelchen Wasser, wobei er aber immer das Gesicht verzog, als hätten wir ihn mit Zitrone gefüttert. Am nächsten Tag war dann meistens schon wieder genug Milch da und Jonas wurde wieder zufriedener.

Wir stillen immer noch und er ist noch kein großer Esser. Er spielt lieber mit dem Essen, schmiert es sich in die Haare und muss alles noch einmal durchgekaut anschauen. Er hat schon fünf Zähnchen! Daher hält sich meine Begeisterung für Beikost noch in Grenzen, ich kann sonst danach den ganzen Jonas baden. Er probiert jedoch alles, macht dann sein Zitronengesicht und verliert nach wenigen Bissen den Spaß an der Sache. Er hat bisher keine Allergien entwickelt, obwohl wir beide starke Allergiker sind und war selbst nicht krank, als ich drei Wochen nach der Geburt mit einer heftigen Grippe im Bett lag. Sogar mein Mann war krank geworden, Jonas jedoch fehlte nichts außer einem kleinen Schnupfen. Wir stillen immer noch und werden das wohl auch noch eine Weile beibehalten."

Tragen und Wickeln

Die spannenden Fragen des Elternseins hier zu beleuchten, würde viel zu weit führen. An dieser Stelle sei erneut auf unseren Blog verwiesen http://hausgeburten.blogspot.com/ .

Eine gute Adresse sind sicherlich auch Autoren wie zum Beispiel Jesper Juul. Da geht es jedoch um größere Kinder.

Wir konnten Barbara Müller Dittmann, Mutter und ausgebildete Trageberaterin, sowie zertifizierte Stillberaterin, für ein Gespräch gewinnen.

Guten Tag Frau Müller Dittmann! Sie beraten Eltern nach und vor der Geburt und besonders beim Tragen ihrer Kinder und bieten selbst Tragehilfen und anderes Sinnvolles für junge Eltern an. Auf ihrer Internetseite www.trageberatung.org haben sie stets ein offenes Ohr für Familien. Wie kamen sie selbst zum Tragen?

Schon nach der Geburt unseres ersten Kindes war mir klar, dass ich mich viel sicherer fühle, wenn ich das Baby an mir dran habe, es also trage. Sobald der Kleine im Kinderwagen lag, hatte ich ein ungutes Gefühl, dass ich nicht mehr die Sicherheit habe, dass es meinem Baby gut geht, dass es ruhig atmet, dass es zufrieden schläft, dass kein Fahrradfahrer den Kinderwagen umfährt usw. Ausserdem war es immer sehr umständlich, mit dem Kinderwagen mit öffentlichen Verkehrsmitteln unterwegs zu sein. So lag das Tragetuch nahe. Dies war der Beginn meiner nun 12 Jahre andauernden Tragezeit.

Unterdessen haben wir fünf Kinder, allesamt wurden sie getragen, die Jüngste sitzt nach wie vor noch viel im Tragetuch und verschiedenen Tragehilfen. Den Kinderwagen haben wir nach der

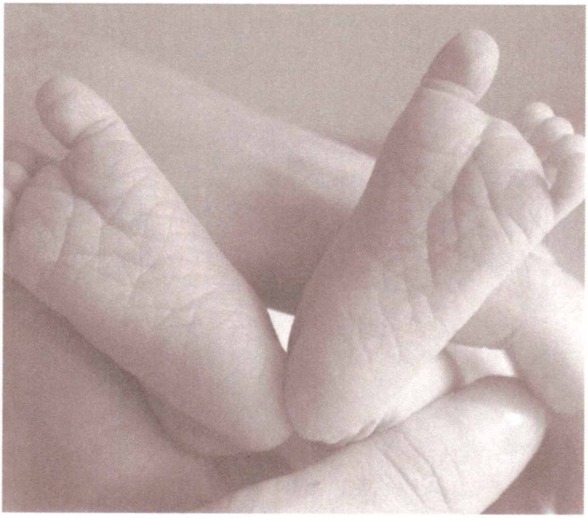

Geburt des zweiten Kindes ganz abgeschafft.

Frühkindliche Psycholgen sprechen seit einiger Zeit auch vom "Tragling". Dass kleine Kinder viele Stunden am Tag an ihre Eltern "gebunden" sind, setzt sich immer mehr durch. Meine persönliche Erfahrung mit meinen drei Jungs ist, dass sie völlig entspannt über Stunden auf meinem Rücken reiten und ich so sowohl meine Arbeit, als auch den Haushalt bewältigen kann. Sind getragene Kinder zufriedener?

Ja! Getragene Kinder sind auf jeden Fall zufriedener, dies kann ich sowohl als Mutter, als auch als Trageberaterin bestätigen. Tragen befriedigt die verschiedensten Bedürfnisse eines Babys: Nähe, Wärme, den Herzschlag der Mama/des Papas hören, in Bewegung sein, sich versorgt wissen, im Geschehen sein, jedoch nicht den Mittelpunkt abgeben.

Der Begriff "Tragling" kommt aus der Biologie, er bezeichnet sowohl das Menschenbaby, als auch Affenbabies und andere Tierarten. Im Gegensatz zum Nesthocker und Nestflüchter kommt der Tragling, so das Menschenkind, mit der Erwartung getragen zu werden zu Welt. Viele Millionen Jahre wurde der Nachwuchs getragen, erst vor rund 150 Jahren wurde der Kinderwagen erfunden. Es ist durchaus keine neue Modeerscheinung, Babys zu tragen, son-

dern eine uralte Vorgehensweise, um den Nachwuchs vor Gefahren zu schützen. Hätten die Höhlenmenschen ihre Babys nicht mit sich herum getragen, wären wir ausgestorben, denn wilde Tiere hätten die Kinder einfach aufgefressen.

Viele Mütter haben jedoch anfangs Schwierigkeiten, ihre Kinder so lange zu tragen. Sie haben akute Rückenschmerzen und fürchten auch langfristige Rückenschäden. Was können Eltern tun, um ihren Rücken so zu belasten, dass sie langfristig und ohne übermäßige Ermüdung und vielleicht über Stunden tragen können?

Ganz wichtig ist, dass die Eltern eine ergonomische Tragehilfe nutzen. Dies bedeutet, dass sie entweder ein Tragetuch oder eine Tragevorrichtigung nutzen, die sowohl die anatomischen Gegebenheiten des Babys, als auch der Eltern unterstützt.

Wichtig für die Eltern ist, dass das Gewicht sich gut verteilt, bei einem Tragetuch ist das der Fall bei breit aufgefächerten Tuchsträngen, bei einer Komfortragehilfe, wenn die Träger gut gepolstert oder gut auffächerbar sind. Zudem muss der Schwerpunkt ganz nah am Körper der/des Tragenden sein.

Es gibt keine Faustregel, wem welche Tragehilfe oder Bindeweise gut passt, die Eltern sollten auf jeden Fall eine Trageberatung in Anspruch nehmen und zusammen mit einer zertifizierten Trageberaterin heraus finden, was zu ihnen passt und was am besten sitzt.

Nicht zu vergessen ist, dass die Eltern mit dem Gewicht des Babys mitwachsen. Fangen Eltern erst nach Wochen oder Monaten an zu tragen, sollten sie sich auf jeden Fall Zeit lassen und die Tragezeit so steigern, dass sie sich wohl fühlen und keine Überlastung wahr nehmen. Fangen die Eltern direkt nach der Geburt an zu tragen, wachsen sie ganz natürlich mit dem Gewicht des Traglings mit.

Aber auch die Gesundheit der Babys ist sehr wichtig. Worauf sollten Eltern achten, wenn sie sich ein Tragetuch zulegen oder eine Tragehilfe kaufen?

Auch hier kann ich nur zu einer Trageberatung bei einer zertifizierten Trageberaterin raten. Trotzdem können sich die Eltern schon im Vorfeld informieren.

Beim Kauf eines Tragetuches ist wichtig, auf die richtige Webart zu achten. Das Tragetuch sollte gewebt sein in Kreuzköper, Jacquard oder eventuell noch Diamantköper. Leinwandwebung ist absolut tabu, da komplett ungeeignet für ein Tragetuch. Ein Tragetuch muss querelastisch gewebt sein, um einen guten Sitz zu gewährleisten. Selbstverständlich ist auch die Baumwollqualität ein wichtiges Indiz beim Kauf: Am besten eignen sich Tücher aus kontrolliert biologischem Anbau, also Bio-Tragetücher. Da die Kennzeichnung "Bio" nicht geschützt ist, sollte hier Acht gegeben werden auf die genaue Bio-Zertifizierung. Insgesamt kann man sagen, dass nix schief laufen kann, wenn man auf die Klassiker zurück greift und nicht unbedingt neue, unbekannte Marken ausprobiert. Das non-Plus-Ultra ist natürlich das richtige Binden des Tragetuches.

Bei einer Tragehilfe ist besonders wichtig, dass die Anhock-Spreiz-Haltung gewährleistet ist. Dies bedeutet, dass das Baby so angehockt ist, dass ich ein M ergibt: Popo unten, ca. 110 Grad hoch in die Kniekehlen und runter in die Füsschen. Um dies zu gewährleisten muss der Steg von Kniekehle bis Kniekehle reichen. Je jünger das Kind, umso wichtiger ist dieser Aspekt. Bei einem 2-Jährigen kann hier mehr Ermessensraum gegeben werden als bei einem 3 Monate alten Kind.

Ein weiterer wichtiger Aspekt ist: Der Rücken des Babys muss rund werden. Babys haben keine S-Form der Wirbelsäule, sondern kommen mit einem kompletten Rundrücken zu Welt. Die Wirbelsäule entwickelt sich erst nach und nach zu einem S, wie wir Erwachsene es haben. Um diesen kindlichen Rücken zu unterstützen in seiner natürlichen Form, muss das Baby und auch das Kleinkind einen runden Rücken einhalten in der Tragehilfe. In diesem Sinne darf man schon jegliche Tragehilfen mit festem Rückenteil ausschliessen, denn diese sind nicht in der Lage, dem Baby Halt und einen runden Rücken zu geben.

Ab welchem Alter können Babys getragen werden? Welche Systeme eignen sich für welches Alter?

Babys können und SOLLEN ab Geburt getragen werden. Babys sind Traglinge, sie brauchen es, getragen zu werden, um sich gut und richtig zu fühlen. Sobald sich die Eltern in der Lage fühlen, sollten sie tragen. Dies ist beim Papa sicher ab dem Moment der Geburt der Fall, die Mama sollte sich auf jeden Fall die Zeit nehmen, sich wieder gut auf den Füßen zu fühlen und das Baby ab der Geburt liegend ganz nah bei sich zu haben, bis sie wieder gut zu Fuss ist.

Als bestes und universellstes Tragehilfsmittel sind das Tragetuch und der Ring-Sling zu nennen. Sie passen sich jeder körperlichen Gegebenheit an, sind stufenlos einstellbar auf das Baby und auf die Tragenden. Zudem gewährleisten sie mehr als alles andere die ergonomischen Aspekte des Babys (Anhock-Spreiz-Haltung, Rundrücken).

Selbstverständlich gibt es aber auch für Eltern, die kein Tragetuch und keinen Sling nutzen wollen oder können, Tragehilfen, die ab Geburt gehen. Hier ist darauf zu achten, dass die Haltung wie oben beschrieben eingehalten werden kann. Die Tragehilfe soll aus (Tragetuch-) Stoff bestehen, damit sie sich gut dem Baby anpasst, Plastikteile, verstärkte Teile und feste Schienen sind nicht geeignet. Ausserdem soll das Baby auf jeden Fall aufrecht getragen werden. Ein liegend getragenes Baby fällt unweigerlich in ein Hohlkreuz und hat keine Anhock-Spreiz-Haltung (AHS) mehr, was genau gegenteilig zu der Haltung ist, die es einnehmen sollte: Einen Rundrücken und AHS.

Eine ursprüngliche, traditionelle Tragehilfe ist der Mei Tai, der recht einfach selbst genäht werden kann. Hierzu gibt es Anleitungen und viele Tipps in diversen Foren, so zum Beispiel bei www.stillen-und-tragen.de. Es ist also durchaus möglich, eine ergonomische, hochwertige Tragehilfe selbst zu nähen oder nähen zu lassen von einer Freundin oder Oma, die eine Nähmaschine und Näheifer besitzt.

Die sogenannten Komfortragehilfen eigenen sich in der Regel ab rund 6-8 Monaten. Die verschiedenen Komforttragehilfen unterscheiden sich in Stegbreite, Rückenhöhe und Schultergurtlänge, so dass hier natürlich immer genauer hingeschaut und individuell entschieden werden muss. Eine Faustregel ist hier, dass das Baby annähernd sitzen können sollte und der Steg von Kniekehle bis Kniekehle reichen soll. Laut Hersteller sind die Tragehilfen oft früher zu verwenden, aber wir Trageberaterinnen raten hier gerne zu Eile mit Weile: Komforttragehilfen haben ihre Berechtigung und mehr als dass, aber achten Sie darauf, ab wann sie sie nutzen. Ein Neugeborenes braucht kein "Schnallentier". Anfangs sind Tragetücher geeigneter.

Kinder, die viel getragen werden haben nach meiner Erfahrung eine andere motorische Entwicklung. Sie sitzen früh aufrecht und haben einen guten Gleichgewichtssinn, so dass sie kaum umfallen. Sie krabbeln früh und oftmals lange. Gibt es Untersuchungen hierzu?

Meines Wissens gibt es hierzu bis heute keine wissenschaftliche Untersuchung.

Ich möchte hier aber auch anmerken, dass Tragen mehr als nur offensichtliche Dinge wie schnelle motorische Entwicklung fördert. Tragen soll laut Studien den IQ um 2 Punkte erhöhen, Tragen stärkt das Urvertrauen, Tragen schafft Vorbild: Geschwisterkinder sehen, wie ihre kleinen Geschwister getragen werden und sehen dies als normal und richtig an. Diese Kinder werden wiederum ihre Kinder tragen, wenn sie erwachsen sind.

Fazit: Tragen fördert, langfristig gesehen!

Ist es nicht erstaunlich, wie getragene Kinder mit deutlich weniger Übung (sie liegen ja weniger am Boden und "turnen" oft auch viel weniger) bessere Ergebnisse in der Motorik erzielen? Ist es richtig, dass die Bewegungen der Mutter wie, ich nenne es einmal "Lernreize" auf das Kind wirken und die Muskeln des Kindes so unmerklich trainiert werden? Ich kenne persönlich Kinder von afrikanischen Asylbewerberinnen, die praktisch immer am Rücken ihrer Mütter "kleben" und dann plötzlich aufstehen und laufen.

Dies sind Beobachtungen, die auch Jean Liedloff in ihrem Buch "Die Suche nach dem verlorenen Glück" beschreibt. Sie resümiert: Getragene Kinder leiten überschüssige Energie über ihre Mütter ab. Während ihre Mütter sich bewegen, arbeiten, interagieren, sind die Babys komplett ruhig und zufrieden, sie haben einen "Blitzableiter". Gleichzeitig werden sie so geschult durch das Tragen, dass sie keine "Trainingszeiten" benötigen. Weder, dass sie ab Woche x auf den Bauch gelegt werden, um die Kopfkontrolle zu lernen, noch dass sie eine Krabbelrolle brauche, um schneller Krabbeln zu können. Getragene Kinder erhalten alle Lernanreize beim Tragen, sie entwickeln sich ausgezeichnet.

Können Sie weiterführende Literatur zum Thema Tragen empfehlen?

Evelin Kirkilionis, „Ein Baby will getragen sein“, Verlag Kösel, ISBN 3-466-34408-5

Erika Roch, „Warum es gut ist, ein Baby zu tragen“, Verlag Erika Roch, Erika.Roch@t-online.de

Jean Liedloff, „Auf der Suche nach dem verlorenen Glück“, Verlag Beck, ISBN 9-783406-457241

Anja Manns/Anne Christine Schrader, „Ins Leben tragen“, Verlag für Wissenschaft und Bildung, ISBN 3-86135-570-1

I. Brock „Ein Jahr zu früh geboren. Ein Wegweiser zum Tragen von Babys“, Halle/Saale: IRIS e.V. für Frauen und Familie, 2. Aufl.

2000

Dr.med.EwaldFettweis, „Hüftdysplasie: Sinnvolle Hilfen für, Babyhüften“, Verlag Trias ISBN 3-8304-3202-X

Bernhard Hassenstein, Evelin Kirkilionis: „Der menschliche Säugling, Nesthocker oder Tragling?“

Wissenschaft und Fortschritt 42/1992

Ashley Montagu, „Körperkontakt“, Klett Verlag, ISBN 3-608-95154-7

Marshall H. Klaus, „Der erste Bund fürs Leben“, Verlag Rowohlt, ISBN 3-498-03492-8

Sonja Stacherl, „Nähe und Geborgenheit“, Verlag Walter, ISBN 3-530-30024-1

Regina Hilsberg, „Körpergefühl“, Verlag rororo, ISBN 3-499-17922-9

Babys mit und ohne Windeln

Ein weiteres Thema, das gleich zu Anfang wichtig wird, ist die Frage nach dem Wickeln. Ob, wie und für manche Eltern - warum überhaupt. Tatsächlich gibt es inzwischen auch in Westeuropa eine wieder wachsende Anzahl an Eltern, die ihre Kinder windelfrei erziehen oder versuchen, auf Windeln zu verzichten. Auch hierzu gibt es zahlreiche Literatur.

Die Idee, Kinder überhaupt zu wickeln, ist noch gar nicht so alt. Zumindest in unserem Kulturkreis hat sie sich jedoch heute durchgesetzt. Andere Kulturen wissen längst um die Fähigkeiten kleinster Babys ihr "Nest" nicht zu beschmutzen und erziehen ihre Kinder ohne Windeln. Jedoch ist es dort auch nicht unbedingt so sauber und aufgeräumt, wie im sprichwörtlichen deutschen Wohnzimmer. Die Frage ist, wie können Babys in Deutschland ohne Windeln klar kommen?

Katharina wickelt ihren jüngsten Sohn kaum noch.

Hallo Katharina! Euer Sohn benötigt fast keine Windeln mehr. Wie habt ihr das hingekriegt?

Eigentlich hatten wir vor, direkt nach der Geburt loszulegen. Das ging eine Woche, natürlich nicht unfallfrei, und dann war leider erst mal unser (neuer!) Trockner kaputt. Da habe ich eh schon die normale Wäsche eines 6-Personenhaushaltes nicht trocken bekommen... Bis er repariert war, hat es ganze drei Wochen gedauert, und in dieser Zeit lag windelfrei so ziemlich auf Eis (im wahrsten Sinne des Wortes, mein Sohn ist im Dezember 2010 geboren) und ich habe mit einem mega schlechtem Gewissen meinen Sohn mit Wegwerfwindeln gewickelt. Ich wollte das nicht, aber hatte keine andere Lösung für diese Situation. Nach der Reparatur haben wir aber gleich wieder 100% umgestellt. Mein Sohn ist jetzt grade 4 Monate alt geworden, und es klappt ganz gut. Wir hatten sogar schon öfter 24 Stunden am Stück, in denen keine einzige Panne passiert ist.

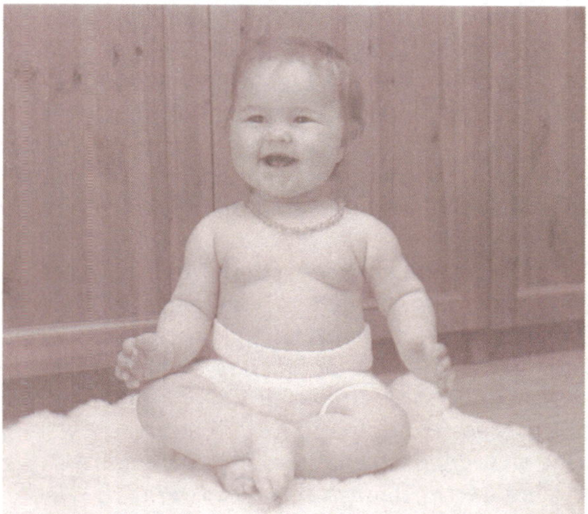

Es heißt, die Kinder würden sich den Eltern zunehmend mitteilen. Sie melden, wann sie pieseln müssen. Die Eltern wissen es zum Teil auch aus naheliegenden Gründen, wie dem aufwachen oder bestimmter Mimik. Meistens gibt es Schlüssellaute, die dem Baby signalisieren: hey, jetzt ist ein guter Zeitpunkt!Wie läuft Eure Kommunikation denn ab?

Zum Teil auf Timing, z.B. nach dem Aufwachen muss er eigentlich immer pieschern. Manchmal wird er auch nur wach, weil er mal muss, das merke ich daran, dass er im Schlaf unruhig wird. Beim Stillen oder im Tragetuch signalisiert er es auch sehr deutlich. Beim Stillen hockt er dann ständig ab und an, wenn ich ihn dann abgehalten habe und er sich erleichtert hat, kann er dann in Ruhe ganz normal weiter trinken. Im Tragetuch fängt er dann an zappelig zu werden oder raus zu wollen.

Wir benutzen Stoffbindewindeln als back up (Sicherheit) ohne Überhose (damit man es sofort sieht und gleich wechseln kann). Wenn er unten ohne im Tuch ist, ist das kein Problem, da signalisiert er trotzdem. Wenn er allerdings unten ohne auf einer Decke liegt oder im Arm ist, signalisiert er nicht so zuverlässig, ich nehme an, nackter Popo ist für ihn quasi gleich bedeutend mit "ich kann jederzeit lospieseln" :O) An Tagen, an denen ich ihn fast nur im Tuch habe, klappt es besser, als an Tagen, an denen er mehr Zeit auf seiner Decke verbringt, ständiger Körperkontakt fördert auf jeden Fall meine Wahrnehmungsfähigkeit seiner Bedürfnisse.

Es ist wirklich sehr spannend, wie differenziert bereits ein neugeborenes Baby seine Bedürfnisse wahrnimmt und mitteilt.

Bei meinem anderen Sohn (mein drittes Kind) haben wir mit windelfrei angefangen, als er neun Monate war. Vorher habe ich ihn noch wie meine zweite Tochter "konventionell" mit Stoffwindeln gewickelt. Bis dahin hat er nachts um drei immer kurz geweint, und ist dann gleich wieder eingeschlafen. Das war mir bis zu unserem Windelfrei-Start immer ein Rätsel gewesen, dessen Lösung sich dann offenbarte. Er wurde unruhig, ich hielt ihn ab, und er piescherte. Danach schlief er einfach wieder ein, und er musste nachts nicht mehr weinen...

Babys teilen sich auch so vielfältige Weise mit, und je bewusster mir das wird, um so trauriger werde ich, wenn ich ständig von Babys höre, die angeblich grundlos weinen. Das stimmt nicht! Es gibt immer einen Grund, die meisten Babys werden aber leider nicht verstanden!

Ist das nicht stressig?

Das ist ein Vorurteil. Ich höre oft, dann käme man ja zu nichts anderem mehr, außer an Babys Pipi zu denken. Das könne man vielleicht ja machen, wenn man außer dem Baby nichts zu tun hat.

Nun, ich habe 4 Kinder, einen 6-Personenhaushalt mit Haus und Garten zu versorgen, arbeite ehrenamtlich 3-5 Stunden je Woche, und werde demnächst wieder stundenweise arbeiten gehen. Ich bin also auch ohne windelfrei schon gut beschäftigt. Aber ob ich nun ein schreiendes Baby

trösten muss, was nichts Augenscheinliches hat (vielleicht möchten normal wegwerfgewindelte Babys nicht in die Windel machen? z.B.) oder ich ein kleines Pfützchen wegwische oder ich mir schnell ein neues Shirt anziehe und das Tragetuch wechsel (ja, es passieren Pannen, manchmal viele, manchmal fast keine) macht doch zeitlich gesehen keinen Unterschied. Und Baby ist deutlich ausgeglichener mit Variante 2. Möchten wir nicht alle verstanden werden? ICH bin auch ausgeglichener, wenn ich mich z.B. von meinem Mann verstanden und respektiert fühle...

Liebe Katharina, Danke für das Gespräch!

Auch zum Thema windelfrei gibt es bereits einiges an Literatur

Lourie Boucke, „TopfFit - Der natürliche Weg mit oder ohne Windeln“, 2008 Anahita Verlag, ISBN 978-3-937797-11-3

Ingrid Bauer, „Es geht auch ohne Windeln“, 2008 Kösel Verlag, ISBN 978-3-466344-72-7

Lini Lindmayer, „Windelfrei - so gehts“, 2009 tologo Verlag, 978-3-940596-04-8

Dr. phil. Caroline Oblasser und Regina Masaracchia, „Baby Lulu kann es schon“ edition riedenburg ISBN 9783902647160 Kindersachbuch

Babymassage

Im Wochenbett braucht jedoch nicht nur die Mutter körperliche Pflege und seelische Zuwendung. Beides vermittelt die regelmäßige Babymassage, eine Wohltat für die junge Familie. Dabei kann man sich von der eigenen Intuition leiten lassen oder eine Anleitung zu Hilfe nehmen. Ursprünglich wurde die Babymassage wahrscheinlich in Indien entwickelt. Eine Übersicht über Kurse zur Babymassage findet sich auf der homepage www.babymassage.de.

Wir sprachen mit der Doula Anja Schleinkofer. Anja Schleinkofer ist auch im Internet über die sehr schöne Seite www.Geburtsbegleitung.com erreichbar. Hier gibt es interessante Informationen für junge und werdende Familien.

Frau Schleinkofer, sie sind eine Doula, arbeiten im Raum München/ Rosenheim und begleiten dort Eltern mit ihren neugeborenen Babys. Dabei wenden sie erfolgreich die indische Babymassage nach Leboyer an.

Ja, schon meine eigenen Kinder habe ich in den ersten Lebensmonaten gerne massiert, weil ich bemerkt habe, wie gut ihnen das

tut. Babys genießen diese liebevolle und zärtliche Zuwendung sehr, werden ruhig und entspannt und sind doch mit allen Sinnen aufmerksam.

Regelmäßige Massage kann für Eltern zu einem schönen Ritual werden, um ihren Neugeborenen in den Tag- und Nachtrhythmus zu helfen. Immer vor dem Schlafengehen angewendet, finden die Kleinen schnell in einen tiefen, entspannten Schlaf. Mama - oder natürlich auch Papa - genießen diese besondere Zeit vor dem Schlafengehen ganz besonders. Und „ganz nebenbei“ hilft die Babymassage, eine gute und enge Bindung zum Kind aufzubauen.

Natürlich hat regelmäßiges Massieren auch positive körperliche Auswirkungen auf die Babys: sie entwickeln ein positives Körpergefühl, das Immunsystem wird gestärkt, der Stoffwechsel durch die gute Durchblutung von Haut und Muskeln angeregt und Blähungen und Koliken gemindert.

Noch heute genießen meine Kinder die Massagen sehr!

Ungeborene Kinder leben 9 Monate in der Schwerelosigkeit, Sinne nehmen sie vor allem über die Haut auf. Wir wissen, dass Neugeborene ihre Sinne erst langsam umstellen, bis dann viel, viel später erst, der Sehsinn dominant wird. Wirkt eine Massage auf ein Baby wie ein Feuerwerk auf uns Erwachsene?

Bei diesem Vergleich muss ich schmunzeln. Ja, auf die Nervenzellen mag es vielleicht ähnlich wirken wie ein kleines Feuerwerk...

Babys erleben eine Massage ja nicht nur über die Haut, sondern mit allen Sinnen: natürlich spüren sie unser sanftes Streicheln, Kneten und Kitzeln - sie nehmen gleichzeitig aber auch ihre Umgebung war, hören, riechen und schmecken. Unsere Berührungen lösen vielerlei Sinnesreize aus, die wiederum Aktivität in den Synapsen der Nervenbahnen hervorrufen. Auch neue sinnvolle Verknüpfungen der Nervenzellen untereinander können so geknüpft werden, die wiederum für die Weiterentwicklung aller Sinne wichtig sind - nicht zuletzt auch für das Erlernen des Sprechens und der Fortbewegung.

Manche Kinder jedoch können ihre Körpergrenzen nicht auf Anhieb zu spüren, scheinen sich nicht wohl zu fühlen und weinen viel. Babymassage und Schreikinder?

Wenn von kinderärztlicher Seite abgeklärt ist, daß das Schreien und Weinen keine organischen Ursachen hat, kann Babymassage bei sogenannten „Schreikindern" ein ganz besonders wirkungsvolles Mittel sein, Ruhe in den oft bis an die Grenzen belasteten Familienalltag zu bringen. Und wir beobachten sowohl positive Auswirkungen auf das Kind, als auch auf die Eltern. Beide leiden unter der angespannten Situation, sind unzufrieden und überfordert.

Heute geht man davon aus, daß es sich bei diesen Kindern um ganz besonders aufmerksame, neugierige und wissbegierige Kinder handelt - sie haben scheinbar Angst, etwas zu verpassen und wehren sich deshalb regelrecht gegen das Schlafen. Der kleine Organismus kann die vielen Eindrücke ohne Schlafpausen aber nicht verarbeiten und findet nie zur Ruhe - Überreizung entsteht und äußert sich durch vehemente Unruhe und Schreien.

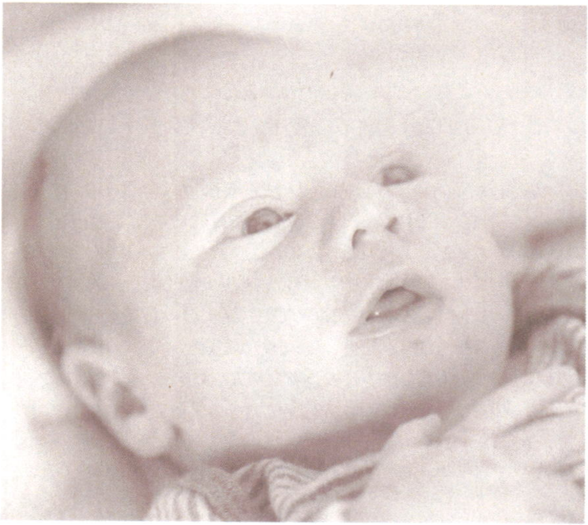

Mit der Babymassage kann man diesen Teufelskreis durchbrechen. Dazu ist es besonders wichtig, daß derjenige, der massiert, also Mutter oder Vater, zu erst selbst ganz zur Ruhe kommt. Entspannungsübungen vor der Massage können

da hilfreich sein. Nur ein entspannter und innerlich ruhiger Erwachsener kann durch die Massage auch beruhigend auf das Kind einwirken. Bei Schreikindern massiert man in der Anfangszeit besonders langsam und nicht zu lange. Wir wollen diese Kinder nicht durch zusätzliche Reizüberflutung überfordern, sondern ihnen Halt und Liebe geben - und ihnen dabei körperliche wie geistige Entspannung ermöglichen. Das Erlernen bzw. richtige Deuten der Körpersignale der Babys steht hier auch ganz besonders im Vordergrund.

Das „Pucken“, also das feste Einschlagen in eine Decke nach der Massage und besonders viel Körperkontakt hat sich bei unruhigen Kindern bewährt.

Und wie ist es bei Neurodermitis? Oder bei frühgeborenen Kindern?

Für die Babymassage bei Neurodermitis empfehle ich Nachtkerzenöl oder, als günstigere Alternative, Hanföl. Beide enthalten Linolsäure und die für den Stoffwechsel wichtige und wertvolle Gamma- Linolensäure, die Neurodermitiker auf Grund eines fehlenden Enzyms nicht selbst bilden können.

Der Juckreiz kann durch die Massage mit Nachtkerzenöl gelindert werden und die stark beanspruchte Ekzemhaut beruhigt sich. Da der Leidensdruck oft groß ist, kann Babymassage hier aber noch mehr: liebevolle Streicheleinheiten mit beruhigenden und pflegenden Ölen gibt den Eltern das gute Gefühl, ihren Kindern wirklich helfen zu können.

Und auch Frühchen profitieren von regelmässigen Massagen ganz besonders. In einer Studie an der Medizinischen Fakultät Miami wurde festgestellt, daß das Streicheln und Massieren eine Ausschüttung von Wachstumshormonen hervorruft. Massierte Frühgeborene entwickeln sich schneller, nehmen 47% mehr an Gewicht zu und sind munterer als nicht massierte. Noch Monate später ist der motorische und geistige Vorsprung im Vergleich zu gleichaltrigen nichtmassierten Babys deutlich sichtbar.

In den ersten Tagen wird die Babymassage ganz besonders zart durchgeführt, ist mehr ein Streicheln mit Öl. Wenn sich der Säugling nach einiger Zeit an die Berührungen gewöhnt hat und sein Gesundheitszustand stabil ist, kann die Massage etwas kraftvoller werden. Wichtig: der Massageplatz muss besonders warm sein, da Frühgeborene sehr schnell auskühlen.

Wie massieren sie ein Baby? Wann beginnen sie damit und wie bereiten sie die Umgebung vor?

Bei der klassischen indische Babymassage werden Kopf, Gesicht, Schultern, Arme, Hände, Brust, Bauch, Beine, Füße und Rücken mit reichlich warmem Öl und in langsamen Streichbewegungen massiert. Immer nur so lange, wie es dem Baby Spaß macht - nicht länger!

Zu Hause kann mit der Massage im Prinzip ab dem Tag der Geburt begonnen werden. Einen Babymassagekurs empfehle ich den Müttern aber erst nach der Zeit des Wochenbetts, also nach 6 Wochen, je nach Verfassung von Mutter und Kind. Auf unserer Seite www.Babymassage.de finden Eltern einen geeigneten Babymassagekurs Kurs in ihrer Nähe.

Da die Babys für die Massage nackt sind, muß der Raum, in dem die Massage stattfindet, warm sein - normale Raumtemperatur ist für Babys zu kühl. Ich massiere am liebsten, wenn im Raum eine ganz besondere Stimmung herrscht: ich lege oft leise Entspannungsmusik ein und zünde eine Kerze an.

Was sollten Eltern bei einer Massage ihres Babys beachten?

Ich persönlich mache gerne vor Massagen ein kleines Peeling für meine Hände - ganz einfach und schnell mit ein wenig Salz und Olivenöl. Danach mit warmem Wasser abspülen. Das macht rauhe Hände weich und geschmeidig.

Warm sollten die Hände natürlich auch sein, gegebenenfalls kann man sie durch schnelles Aneinanderreiben kurz erwärmen. Auch das vorbereitete, nach Möglichkeit qualitativ hochwertige naturreine Öl (am besten kaltgepresst) wird auf körpertemperatur erwärmt.

Jeglicher Schmuck wird vor der Massage abgelegt.

Sehr wichtig ist auch die eigene Verfassung. Bin ich selbst ruhig und entspannt? Wer unter Spannung steht kann keine entspannende Massage geben. Vielleicht einen Moment innehalten und dabei einige Male tief und langsam ein- und ausatmen.

Aber auch beim Baby gibt es ein paar Dinge zu beachten:

Das Baby sollte ausgeschlafen und satt sein - ein guter Zeitpunkt für eine Massage ist etwa eine Stunde nach einer Mahlzeit.

Angeschlagene, kranke und fiebernde Kinder werden nicht massiert, ebenso wenig Kinder, die ihren Unmut laut und deutlich zeigen. Kurzes „Meckern“ ist erlaubt, anhaltendes Weinen und Schreien zeigt uns aber deutlich, daß das Baby jetzt lieber nicht massiert werden möchte. Und das respektieren wir natürlich.

Vielen Dank für das Gespräch!

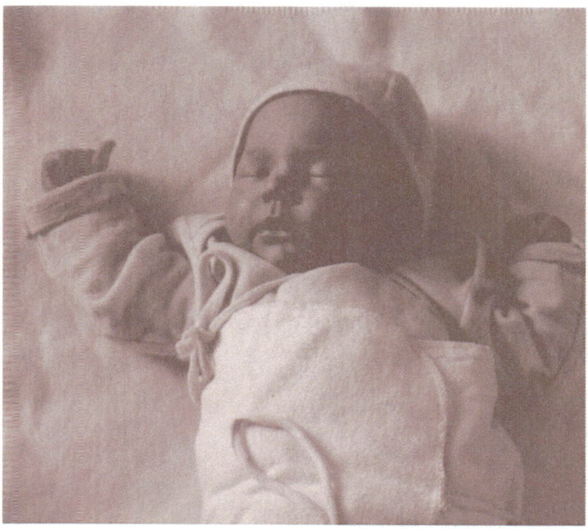

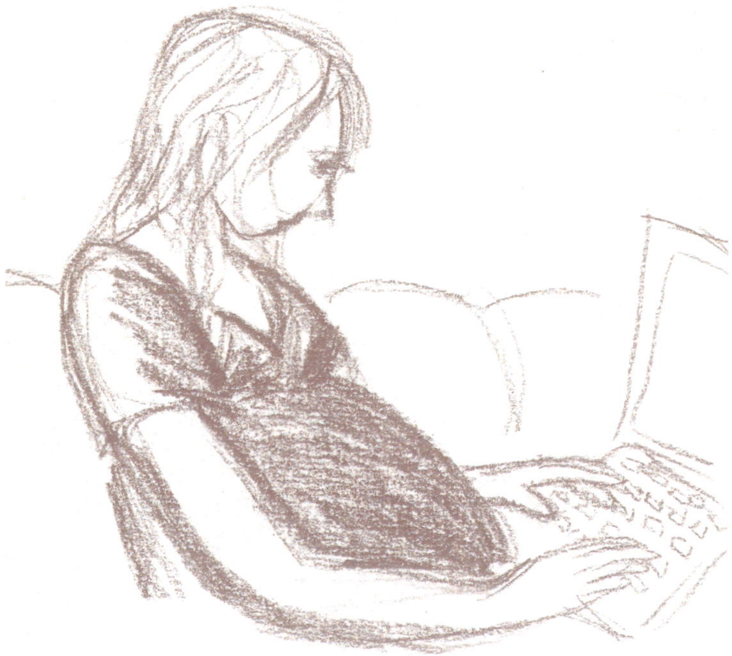

Liste der Geburtshäuser in Deutschland

Geburtshaus Kreuzberg
"so viel Menschlichkeit wie möglich, so viel Technik wie nötig"

Geburtshaus Essen
"Die Geburt sollte für eine Frau die Stunde ihrer größten Würde sein - P. Vellay "

Geburtshaus IRIS e.V., 06114 Halle / Geburtshaus Gera, 07548 Gera / Geburtshaus Jena, 07743 Jena / Geburtshaus Chemnitz, erlebnis Geburt e.V., 09112 Chemnitz / Hebammenpraxis Kullerbauch, Chemnitz / Geburtshaus Friedrichshain, 10249 Berlin / Geburtshaus Maja, 10439 Berlin / Kreuzberger Geburtshaus e.V., 10967 Berlin / Geburtshaus Haus der Sonne, 10247 Berlin / Geburtshaus Charlottenburg, 14050 Berlin / Geburtshaus Stade, 21684 Stade / Geburtshaus Hamburg, 22765 Hamburg / Geburtshaus Lübeck, 23562 Lübeck / Geburtshaus Kiel e.V. 24113 Kiel / Geburtshaus Flensburg, 24937 Flensburg / Geburtshaus im Ökozentrum, 26129 Oldenburg / Geburtshaus Oldenburg, 26135 Oldenburg / Geburtshaus Wildeshausen, 27793 Wildeshausen / Geburtshaus Bremen, 28215 Bremen / Geburtshaus Bremen, 28215 Bremen / Geburtshaus Hannover, 30167 Hannover / Geburtshaus Hildesheim, 31134 Hildesheim / Hebammenpraxis Kugelrund, 31787 Hameln / Geburtshaus im Mühlenkreis, 32457 Porta Westfalica / Geburtshaus Kassel e.V., 34117 Kassel / Geburtshaus Storchennest, 34396 Hofgeismar / Geburtshaus Marburg e.V., 35037 Marburg / Geburtshaus Giessen, 35390 Giessen / Geburtshaus Weilburg, 35781 Weilburg / Geburtshaus Fulda e.V., 36037 Fulda / Geburtshaus Düsseldorf e.V, 40237 Düsseldorf / Geburtshaus Wuppertal e.V., 42109 Wuppertal / Geburtshaus GbR Essen, 45357 Essen / Momo-Geburtshaus u. Beratungsstelle, 45657 Recklinghausen / Geburtshaus "Villa Dullstein", 47608 Geldern / Geburtshaus Münster e.V., 48167 Münster / Kölner Geburtshaus e.V., 50823 Köln / Geburtshaus Aachen e.V., 52070 Aachen /

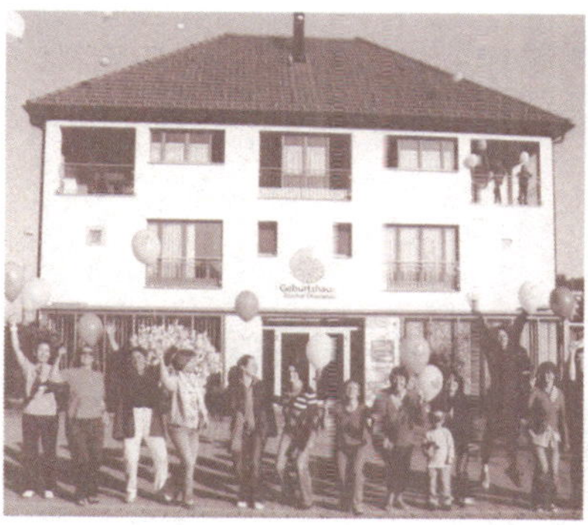

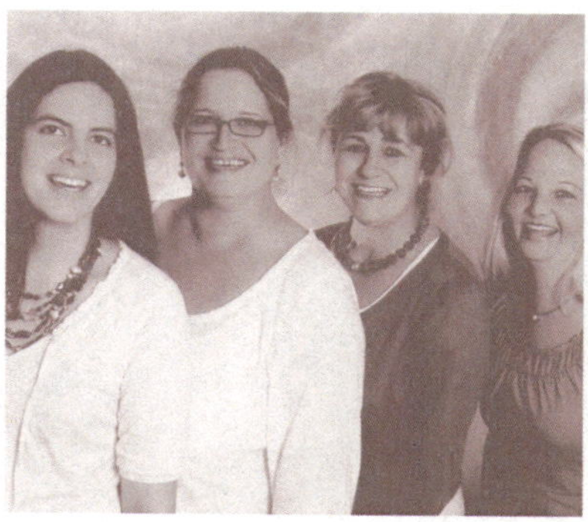

Geburtshaus Erdenlicht
"Prozesse (...), die in der Regel jede Frau ohne störende Einflüsse aus eigener Kraft bewältigen kann"

Geburtshaus Wuppertal
"Die Besonderheit des Augenblicks in Würde, Sicherheit und Liebe erleben"

Geburtshaus Bonn - Doula e.V., 53111 Bonn / Geburtshaus Storchennest, 58135Hagen / Geburtshaus Witten, 58455 Witten / Geburtshaus Werne, 59368 Werne / Geburtshaus Unna, 59423 Unna / Geburtshaus Soest GbR, 59494 Soest / Geburtshaus Frankfurt e.V., 60389 Frankfurt/Main / Geburtshaus Idstein, 65510 Idstein / Geburtshaus Anne Wiesen, 66119 Saarbrücken / Hebammenpraxis Lichtblick, 79115 Freiburg / Geburtshaus am St.Elisabethenkrankenhaus, 79539 Lörrach / Geburtshaus München e.V, 80636 München / Geburtshaus Nannhofen, 82291 Nannhofen / Hebammenpraxis Murnau, 82418 Murnau / Geburtshaus Rosenheim, 83022 Rosenheim / Geburtshaus Ingolstadt, 85049 Ingolstadt / Geburtshaus am Jakobertor, 86153 Augsburg / Geburtshaus Erdenlicht, 87435 Kempten / Geburtshaus Leutkirch, 88299 Leutkirch / Hebammenpraxis Zehn Monde, 89073 Ulm / Hebammenhaus Nürnberg, 90427 Nürnberg / Zentrum für Geburtshilfe, Hebammenpraxis und Geburtshaus, 91207 Lauf a.d. Pegnitz / Geburtshaus Regenbogen, 91413 Neustadt a.d. Aisch / Geburtshaus Bamberg, 96052 Bamberg / Geburtshaus Erfurt, 99099 Erfurt

Beim Deutscher Fachverband für Hausgeburtshilfe e.V. (DFH), Gymnasiumstraße 2 , 72213 Altensteig, Tel. 0 74 53 / 36 95 kannst du weitere und stets aktuelle Möglichkeiten für eine außerklinische Geburt (Hebammenpraxen, neugegründete Geburtshäuser) erfragen.

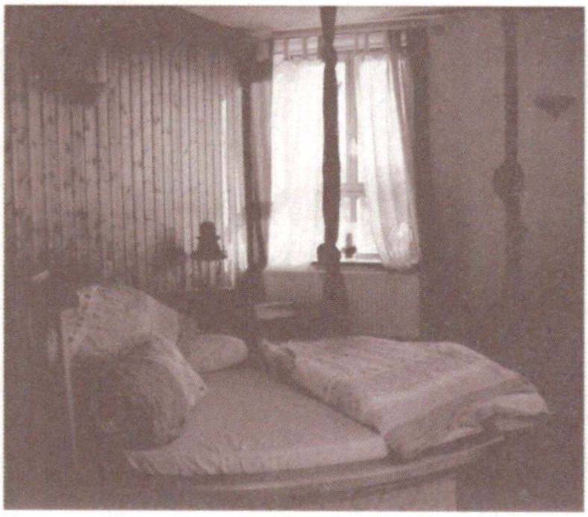

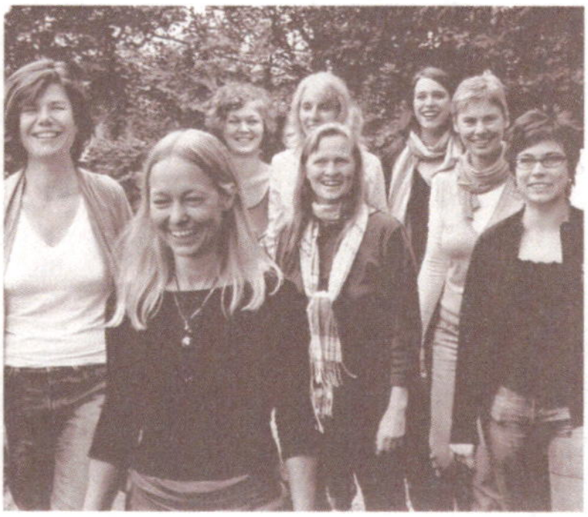

Liste "invasiver Eingriffe"

körperliche Eingriffe in der Geburtsmedizin. Ihrem Ursprung nach greifen sie manipulativ in das natürliche Geburtsgeschehen ein. Selten notwendig, werden manche zu leichtfertig präventiv eingesetzt. Jede Manipulation des Geburtsgeschehens sollte gut bedacht sein und aufgrund der Risiken, die allein durch eine Störung entstehen, mit dem Nutzen abgewogen werden.

Legen einer Verweilkanüle: Macht aus einer gebärenden Frau eine Patientin und aus dem Prozess der Geburt ein medizinisches Ereignis (psychischer Effekt)

Rasur der Schamhaare, Einlauf: hat keinen medizinischen Nutzen (WHO)

waagerechte Lagerung/ Fixierung der Frau: Auf dem Rücken liegend und entgegen der Schwerkraft ein Kind gebären zu müssen, "die zweitdümmste Geburtsstellung nach dem Kopfstand" (Prof. Wulf Schiefenhövel, Ethnologe, Erlangen). Behindert außerdem die Blutzirkulation der Mutter und damit die Sauerstoffversorgung des Kindes.

(Dauer-) CTG: Schränkt die Bewegungsfreiheit ein, kann Kind und Mutter stressen, erhöht laut WHO nicht die Sicherheit

Ultraschall: Ist unter der Geburt umstritten

Vaginale Untersuchungen: Jede Untersuchung birgt ein Infektionsrisiko. Bei einer physiologischen Geburt nicht zwingend notwendig. Verursacht während einer Wehe unnötige Schmerzen.

Dehnen des Muttermundes: Verursacht unnötige, starke Schmerzen und setzt die Mutter unter Druck.

Anfeuern oder Anweisung zum Pressen ohne wichtigen Grund: Stört den natürlichen Rhythmus von Mutter und Kind. Hat den Charme einer Fußballkurve und ist bei einer Geburt völlig fehl am Platze.

Sprengung der Fruchtblase: Kann in Ausnahmefällen für das Kind sogar extrem gefährlich sein. Beeinflusst den Geburtsfortgang. Ist präventiv ein unnötiges Risiko.

Medikamente: Schmerzmittel, Kreislaufmittel, Entspannungsmedikamente, Psychopharmaka, Betäubungsmittel, Wehenbeschleuniger oder Wehenhemmer können alle unvorhersehbare Nebenwirkungen im Organismus des Kindes oder der Mutter auslösen. Häufig werden Sinne getrübt oder ganz ausgeschaltet (PDA). Im weiteren Verlauf erhöht sich die Wahrscheinlichkeit auf riskante und traumatisierende vaginale Operationen (Saugglocke), die daurch häufiger notwendig werden. Wurde die Geburt medikamentös eingeleitet, steigt die Wahrscheinlichkeit auf einen anschließenden Kaiserschnitt. Eine eingeschränkte Bewegungsfreiheit, wie sie beim "Tropf" vorkommt, fördert das Schmerzempfinden und behindert die Durchblutung und damit die Sauerstoffversorgung von Mutter und Kind.

Kaiserschnitt: "Eine Kaiserschnittrate über 10-15% ist durch nichts zu rechtfertigen" (WHO)

Vaginale Operation: Wird das Kind mit Geräten am Kopf aus dem Geburtsweg gezogen, entstehen gleich mehrere Risiken für Mutter und Kind durch diesen schmerzhaften Eingriff. Wohl nicht präventiv angewandt, kann eine vaginale Operation jedoch die Folge einer fremdbestimmten Geburt sein. (Siehe Glossar "Interventionsspirale")

Dammschnitt: wird noch häufig präventiv angewendet, angeblich um der Frau einen tieferen Riss zu ersparen. Ist als präventive Maßnahme abzulehnen (WHO).

Kopfschwartenelektrode: Diagnosesensor, der dem ungeborenen Kind ohne Betäubung in die Kopfhaut geschraubt wird. Die Elektrode übermittelt Daten über den Zustand des Kindes und kann beim Kind durch Schmerzen und Stress einen Schock mit lebensbedrohlichen Folgen auslösen.

Synthetisches Oxytocin: Zur beschleunigten Ausstoßung der Nachgeburt (wehenfördernd). Sollte als Notfallmedikament eingesetzt werden.

Entnahme von Nabelschnurblut: Für die Entnahme muss die Nabelschnur noch pulsieren, das Kind also vorzeitig abgenabelt werden. Hat die Lungenatmung noch nicht vollständig eingesetzt, entsteht dadurch ein Sauerstoffmangel beim Kind. Das sauerstoffreiche Blut, das noch nach der Geburt durch die Nabelschnur zum Kind strömt, dient als Puffer. Das Kind kann sich so etwas mehr Zeit lassen, bis es den ersten Atemzug wagen muss, ohne unterversorgt zu sein. Auf den Puffer kann nicht verzichtet werden, denn Atemschwierigkeiten sind der häufigste Grund für ernste Probleme bei Neugeborenen. Daher stellt zu frühes Abnabeln ein Risiko dar.

Ungünstige Umstände

Die das Geburtsgeschehen stören und eine regelrechten Verlauf der Geburt erschweren können

Helles Licht, Geräusche

Fremde oder unsensible Menschen, zu viele Personen

Fehlende Möglichkeit von Wassergeburt und Wahl der Gebärposition

Verbot von Getränken und leichten Speisen während der Wehenarbeit

Wechselnde oder unbekannte Geburtshelfer

Alleinlassen der Gebärenden (außer sie wünscht dies)

Negative Äußerungen

Eine von Angst beeinflusste Atmosphäre

Wechsel des Geburtsortes

Was eine Geburt erleichtern wird

Humorvolle, geburtserfahrene, sensible Geburtshelfer

Die freie Wahl der Geburtsposition und Körperarbeit, um dem Kind den Weg zu erleichtern

Zeit, Geduld, Zuspruch und praktische Hilfen bei der Wehenarbeit

Ein eher dunkles, freundliches Gebärzimmer und eine vertrauensvolle Umgebung mit angenehmen Düften und entspannender Musik

Glossar

Doula, S. 36 f, Nicht-medizinische, durch eigene Geburten erfahrene und darin ausgebildete Frau, die der Mutter in der Schwangerschaft, während der Geburt und im Wochenbett beisteht.

Endorphine, S. 34 f, körpereigene Opiate, die von künstlichen Schmerzmitteln nachgebildet werden.

Fruchtwasserpunktion, S. 25, Amniozentese, pränataldiagnostischer Eingriff, der Auskunft über bestimmte Krankheiten oder Behinderungen des Kindes geben kann und zu einer Fehlgeburt führen kann.

Geburtsschmerzen, S.34 f, Linderung

Geburtshormone, S. 34 f, Rolle der

Interventionsspirale, siehe Liste der invasiven Eingriffe im Anhang, Begriff dafür, dass scheinbar harmlose Manipulationen und Störungen bzw. Eingriffe (Interventionen) in den Geburtsverlauf, wie in einer Spirale, größere Eingriffe nach sich ziehen. Durch hormonelle Rückkopplung oder das Ausbleiben von Geburtsreflexen bzw. Stress, werden Eingriffe häufig erst notwendig. Diese verursachen erneut Stress und die Geburt kann entgleisen. Wieder sind weitere Eingriffe notwendig. Das Vorbeugen der Entstehung einer sog. Interventionsspirale vermindert Folgeeingriffe und damit auch deren Risiken, Schmerzen und Traumata.

Milcheinschuss, S. 171, Übergang des Kolostrums (Vormilch) in die reife Muttermilch. Tritt in der ersten Woche nach der Geburt auf und nochmal nach einigen Wochen.

PDA, S. 51 ff, Periduralanästhesie, zeitweilige Funktionshemmung von Nervensegmenten in der Wirbelsäule. Wird unter der Geburt angewendet, um weitgehende Schmerz- und Empfingslosigkeit der Mutter zu erreichen. Häufig ist im weiteren Verlauf der Geburt eine spontane Entbindung erschwert oder unmöglich.

Pränataldiagnostik, S. 22 ff, Aufspüren von Krankheiten oder Fehlbildungen beim ungeborenen Kind.

QUAG, S. 50 ff, Gesellschaft für Qualität in der außerklinischen Geburtshilfe e.V., veröffentlicht einen jährlichen Qualitätsbericht zur

Sicherheit und zum Ablauf außerklinischer Geburten. U.a. zu beziehen beim Verband der Hausgeburtshebammen.

Risikoschwangerschaft, S. 23ff, Bezeichnung einer Schwangerschaft, die aufgrund einer Vorerkrankung, des Lebensalters oder besonderer Vorkommnisse ein erhötes Risiko tragen könnte. Inzwischen sind ungefähr 75% der Schwangeren als sogenannte Risikoschwangere klassifiziert.

Tragling, S. 196 f, Auch Bezeichnung für Säugling, da der Begriff das andere wichtige Bedürfnis des Babys umschreibt.

WHO, S. 47-49 ff, Weltgesundheitsorganisation, 1946 in New York gegründete und international angesehene Organisation zur Gesundheitsförderung. Ein Instrument stellen nichtverbindliche Empfehlungen dar, an die sich die Mitgliedsstaaten in aller Regel freiwillig halten. 1985 sprach die WHO die Empfehlung "Appropriate Technologies For Birth" aus, die Deutschland, obwohl Mitgliedsland, nicht umsetzt.

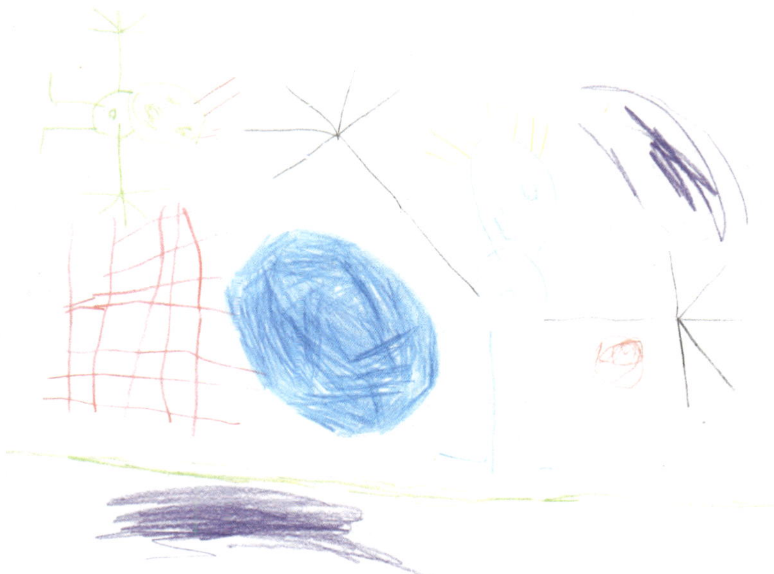

gemalt von Bennet, fast 4 Jahre alt. Mama und der neue Bruder im Wohnzimmer, daneben der Geburtspool.

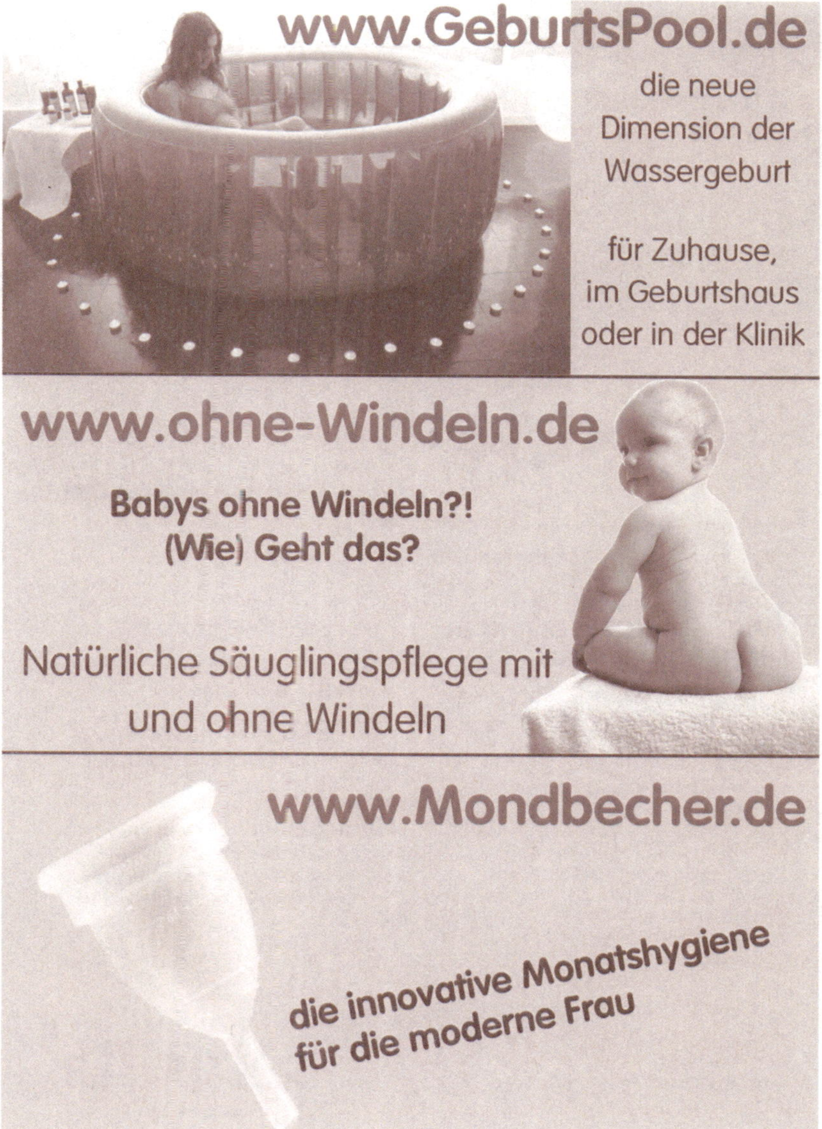
www.GeburtsPool.de
die neue Dimension der Wassergeburt
für Zuhause, im Geburtshaus oder in der Klinik
www.ohne-Windeln.de
Babys ohne Windeln?! (Wie) Geht das?
Natürliche Säuglingspflege mit und ohne Windeln
www.Mondbecher.de
die innovative Monatshygiene für die moderne Frau

Danke an...

Meinen Mann und meine Kinder
Sandra und Hansi für die tolle gestalterische Unterstützung
Irmgard, ohne die es dieses Buch nicht gäbe
Diana und Stefanie für das unermüdliche Lektorat

Betty für die schönen Illustrationen
Uta und Martl für die einfühlsamen Fotos
Bennet und Lenzi für eure Zeichnungen
Danke an die großen und kleinen "Models"

Irene Behrmann, Matthias und Antje Stulz

Ursula, Ingrid, Heike, Kristina, Josefine, Ulrike, Kathrin, Elke, Anke, Nadine, Tine, Meike, Heike, Sandra, Sarah, Schnucki, Armelle, Julie, C., Romy, Hanna, Katharina, Dorothea und Anja und allen anderen Frauen, die mich unterstützt haben.

Christine

Alle Berichte sind Originalberichte. Da die Inhalte sehr persönlich sind, mussten jedoch manche Namen in den Berichten geändert werden.

Dieses Buch ist kein medizinisches Fachbuch, sondern enthält Erfahrungswissen von Müttern, die bereits geboren haben. Wir übernehmen keine Haftung für die Richtigkeit. Erfahrungen sind subjektiv und geben weder die Meinung aller beteiligten Personen noch des Verlags ab. Bei allen medizinischen Fragen konsultieren Sie bitte Ihren Arzt oder Ihre Hebamme.

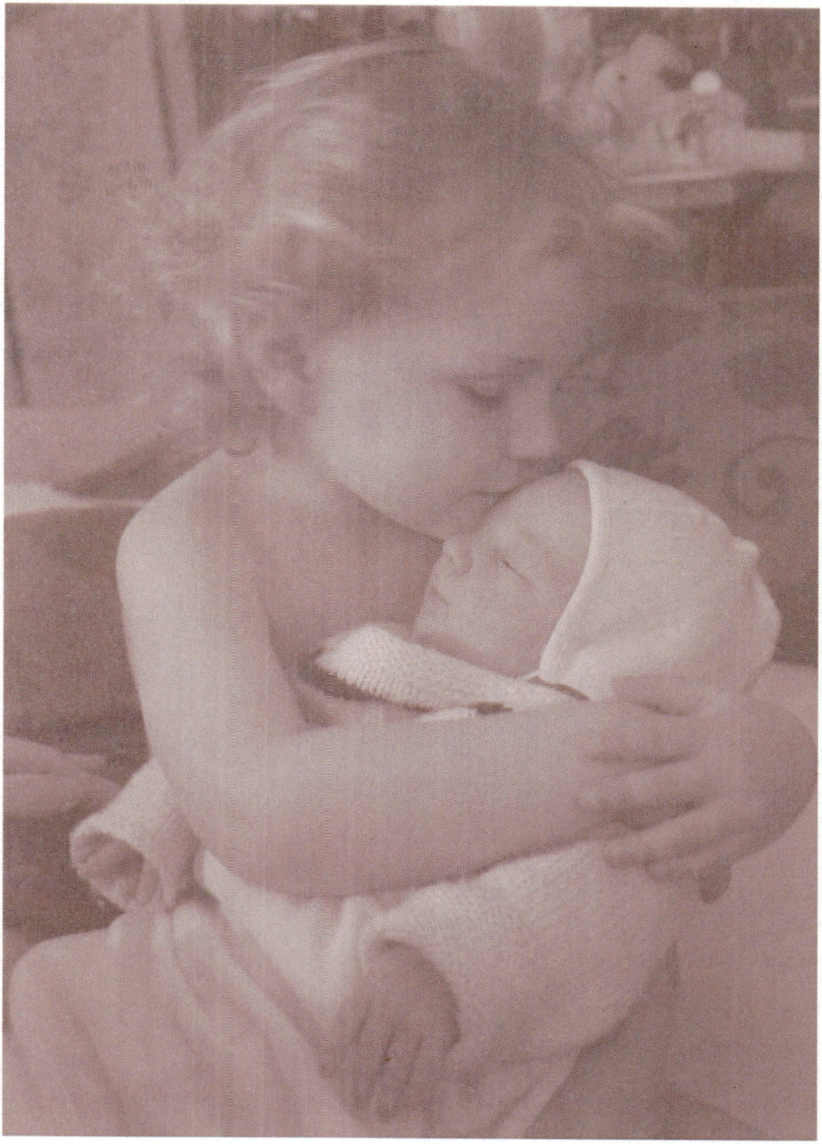